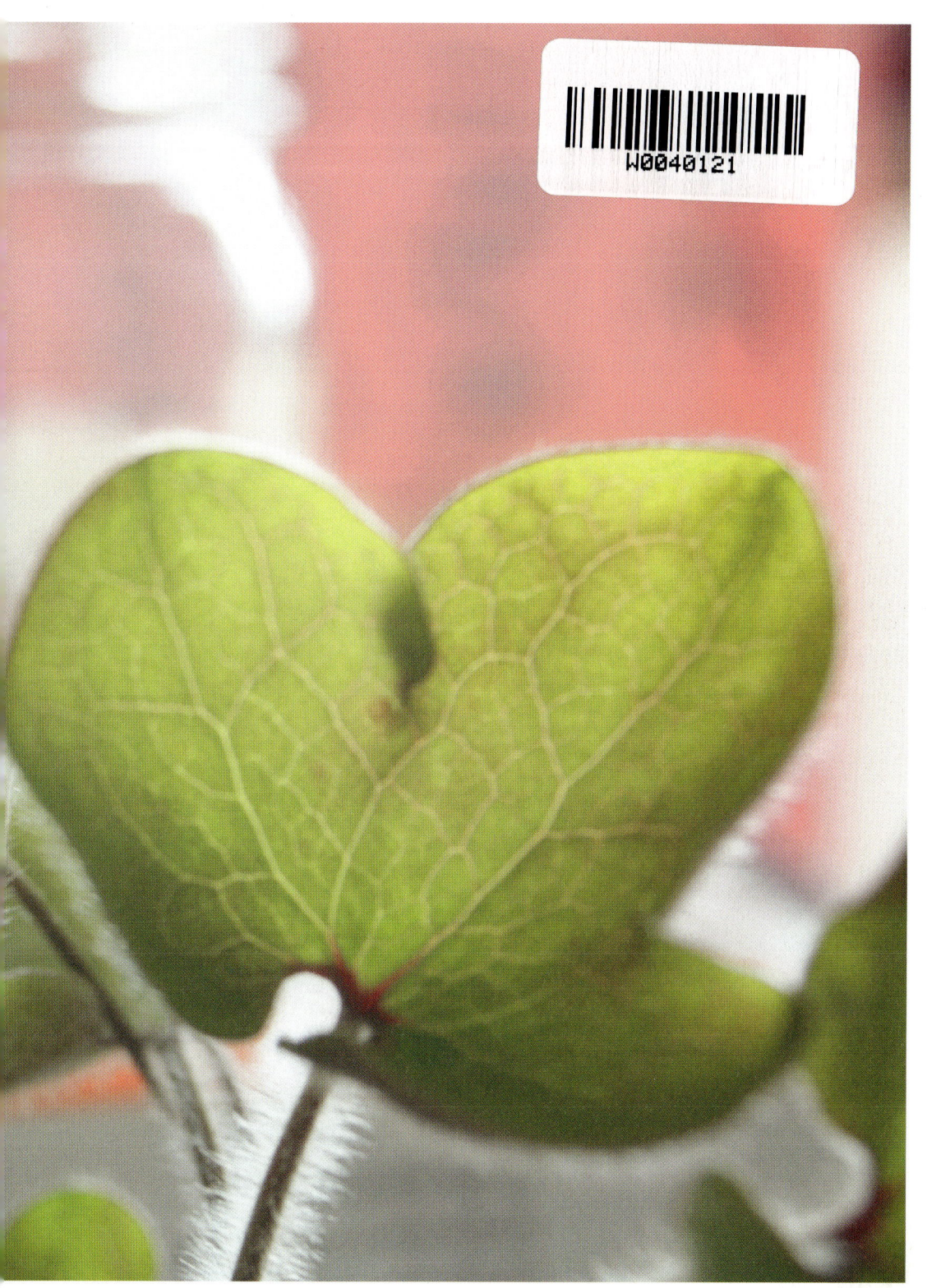
W0040121

Der Autor

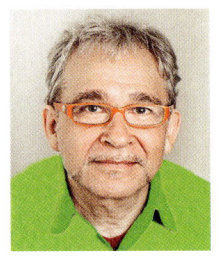

Michael Schlaadt, geboren 1950, studierte
Medizin und einige Semester Psychologie.
Durch sein homöopathiebegeistertes Eltern-
haus beschäftigte er sich schon während
des Studiums intensiv mit der Homöopathie.
Seit 1991 betreibt Michael Schlaadt eine
ganzheitliche schmerztherapeutisch orientierte Privatpraxis in Lindau. Sein Wissen
und seine Erfahrung gibt er in Vorträgen
und Seminaren zu Gesundheitsthemen
weiter. Seit 1996 veranstaltet er regelmäßig Homöopathiekurse, in die Erfahrungen
seiner Schüler, aber auch Erfahrungen mit
der Behandlung der eigenen vier Kinder
einfließen.

Danksagung

Danken möchte ich den Menschen, die dazu
beigetragen haben, dass dieses Buch so
entstehen konnte; meinen »Homöopathie-
frauen«, die mich immer wieder ermutigt
haben weiterzuschreiben, meiner Familie,
die meine Abwesenheit am Computer mitge-
tragen hat, Sibylle Duelli, meiner Lektorin,
die immer an dieses Buch geglaubt hat,
sowie Julia Reichmann und Blanche Radom
für die Umsetzung des Manuskripts in ein
wunderschönes übersichtliches Buch.

Michael Schlaadt

Homöopathie
schnell und einfach

Mit den 20 Top-Mitteln umfassend gesund

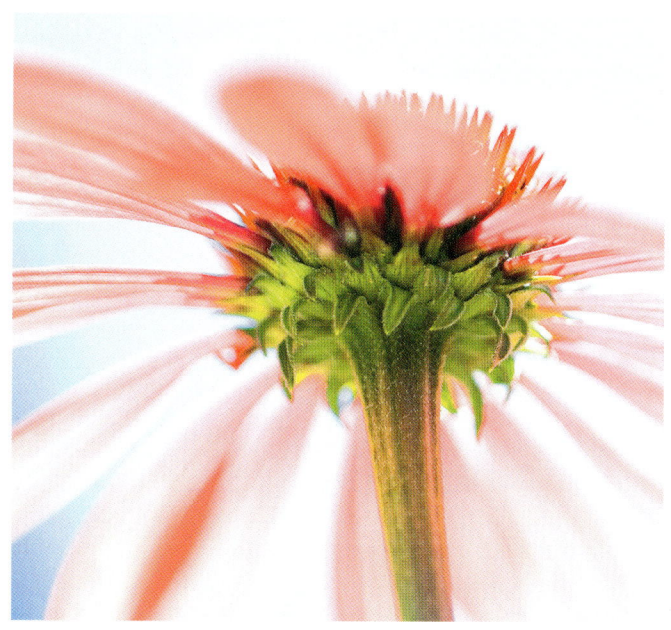

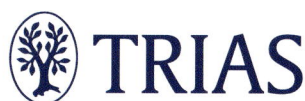

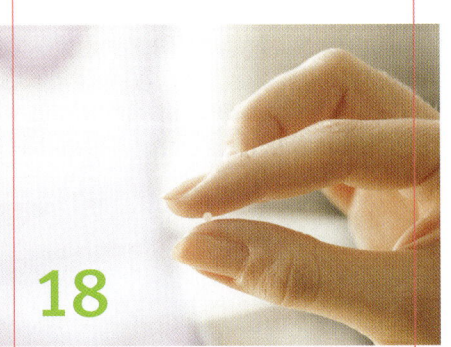

18

Richtig selbst behandeln

Sie behandeln das erste Mal mit homöopathischen Mitteln und möchten alles richtig machen? Wertvolle Hinweise zu Dosierung, Wirkung und Auswahl der Globuli erleichtern Ihnen den Einstieg. Außerdem erfahren Sie, wann Sie besser ärztlichen Rat einholen sollten.

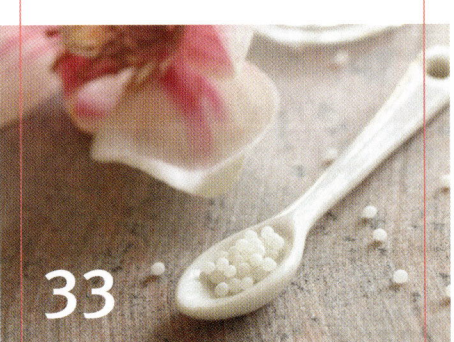

33

Die 20 wirksamsten Top-Mittel

Wussten Sie, dass Apis aus Honigbiene und Carbo aus Holzkohle gewonnen wird? In diesem Kapitel finden Sie die 20 Top-Mittel der Homöopathie, die Michael Schlaadt durch jahrzehntelanges Erfahrungswissen in der eigenen Anwendung sowie der Zusammenarbeit mit anderen Homöopathie-Anwendern für Sie zusammengestellt hat.

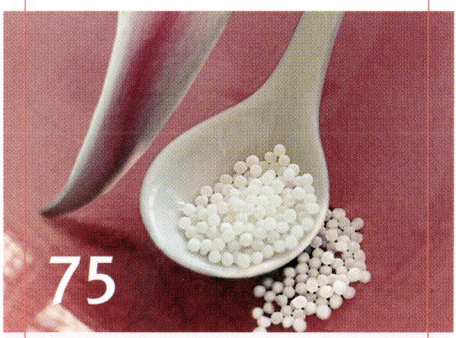

75

Beschwerden sanft behandeln

Von Bronchitis über Durchfall finden Sie hier über 100 Beschwerden, die Sie selbst behandeln können. Übersichtliche Tabellen machen es Ihnen leicht, vom Symptom zum passenden Mittel zu finden. Zusätzlich hilft Ihnen der Schnellzugriff gleich nach dem Inhaltsverzeichnis, rasch das richtige Mittel zu finden.

Schnellzugriff

Hier finden Sie die häufigsten Beschwerden jeweils mit den entsprechenden Symptomen und einzusetzenden Homöopathika von A–Z aufgelistet. So finden Sie bei Bedarf ganz schnell das richtige Mittel. Die Seitenzahl in der Spalte »Beschwerde« führt Sie ins Kapitel »Die Beschwerdebilder«. Hier erhalten Sie mehr Detailinformationen zur einzelnen Beschwerde sowie nähere Hinweise zur Dosierung des homöopathischen Mittels.

Beschwerde	Symptome	Mittel
▪ Bauchkrämpfe Kinder, S. 174	Nabelkoliken; »überempfindlich«; oft durch Ärger	Chamomilla
	Pylorospasmus; heftige Krämpfe	Cuprum
	durch Rückwärtsbeugen Besserung; wellenförmig; kommen und gehen periodisch	Belladonna
▪ Bauchkrämpfe Erwachsene, S. 118	durch Rückwärtsbeugen Besserung; wellenförmig; kommen und gehen periodisch	Belladonna
	Trommelbauch; Kolik; Blähungen	Carbo vegetabilis
▪ Blasenentzündung/Blasenbeschwerden, S. 106	häufiger Harndrang, Brennen und Wundheitsgefühl in der Harnröhre; Urin kommt nur tröpfchenweise, evtl. blutig; durstlos	Apis
	akute heftige Entzündung mit häufigem Harndrang; Brennen während und nach dem Wasserlassen: Krämpfe; Urin tröpfchenweise; Nierengrieß, evtl. blutig	Cantharis
	trüber, stinkender Urin; Wasserlassen schmerzt; Ursache: Unterkühlung, Durchnässung, nasse Badebekleidung, kalte Füße, bei feucht-kaltem Wetter; Wärme bessert	Dulcamara
▪ Blähungen, S. 119	mit Bauchkrämpfen, bei Kindern	Chamomilla
	geblähter Bauch, drückt evtl. auf Herz und Lunge; schlimmer im Liegen; Luftabgang und Aufstoßen bessern; Folge von fettem Essen	Carbo vegetabilis

Beschwerde	Symptome	Mittel
	übel riechende Blähungen bei aufgeblähtem Oberbauch; Aufstoßen erleichtert	Carbo vegetabilis
	riechende Blähungen mit Übelkeit; Verstopfung	Staphisagria
▪ Bindehautentzündung, S. 96	brennend	Arsencium album
▪ Blinddarmentzündung, S. 131	plötzlich; rot; schwitzt nicht	Aconitum napellus
	akut; besser durch Zurückbeugen; schwitzt	Belladonna
	stechend; Druck verschlimmert; durstlos	Apis
▪ Darmgrippe, siehe Durchfall		
▪ Durchfall, S. 123	nach Fleischvergiftung, Eis, Obst; Frieren; kaltschweißig, todelend, blass, ruhelos; trinkt wenig	Arsenicum album
	akut mit Kollaps; »Ohnmacht«; erschöpft; Krämpfe vor Stuhlgang; Durst	Veratrum album
	Sommerdurchfall, stinkend und schwächend, oft mit Kreislaufschwäche	Carbo vegetabilis
	Reisedurchfall: Übelkeit und Brechdurchfall bei Lebensmittelvergiftungen, fühlt sich dabei todelend; ernster Zustand; starker Kräfteverfall	Arsenicum album
	Darmgrippe: Übelkeit, Erbrechen; Durchfall; Frieren; kaltschweißig, elend, blass, ruhelos; trinkt nur wenig	Arsenicum
	Darmgrippe: Übelkeit, Brechreiz; Durchfall mit »Ohnmacht«; erschöpft; Krämpfe vor Stuhlgang; hat Durst	Veratrum album
▪ Erbrechen, S. 127	plötzlich mit Würgen und kaltem Schweiß	Aconitum napellus
	Brechdurchfall mit Übelkeit bei Lebensmittelvergiftungen oder Kostveränderung, todelend; kalter Schweiß; ernster Zustand; starker Kräfteverfall; mag nur kleine Schlucke eines warmen Getränks	Arsenicum album
	kalter Schweiß, explosionsartig; möchte viel trinken	Veratrum album
▪ Erkältung, S. 77	nach Zugluft; Sturm, Wind, Föhn; plötzlich, stürmisch; akutes Fieber	Aconitum napellus

Beschwerde	Symptome	Mittel
	nach nassen Haaren; Hitzegefühl im Kopf; starker Blutandrang zum Kopf; Schweißausbruch; wellenförmiger Krankheitsverlauf	Belladonna
	Unwohlsein bei gleichzeitigem Frieren und Schwitzen; allgemeine Erkältungsneigung; innerliche Spannung	Nux vomica
	Grippekatarrh, Brustgrippe, dabei Knochen und Muskeln wie zerschlagen, wie verrenkt; Heiserkeit; wunder Rachen	Eupathorium perfoliatum
	Kopfgrippe; Fieber nicht hoch, aber lange; beginnt allmählich mit Frieren; zittrig; benommen	Gelsemium
▪ Fieber, S. 80	am Anfang der Erkrankung, Fieber setzt plötzlich und heftig ein; Haut: rot, heiß und trocken; Patient: ängstlich und unruhig, verlangt nach Ruhe; starker Durst; Fieber steigt; Ursache: Abkühlung und Wind	Aconitum napellus
	weiterer Verlauf, wenn der Schweiß ausbricht; Haut: feucht, rot, heiß; kalte Hände und Füße; hohes Fieber; schneller, voller Puls; Patient: schwitzt, ist benommen, fantasiert; friert, braucht Wärme und möchte zugedeckt sein; heißer Schweiß erleichtert nicht; wenig Durst	Belladonna
	nicht so hoch; Schmerz: stechend; Haut: heiß, trocken, rot gedunsen; Patient: benommen, unruhig, glasiger Blick; kein Durst, trinkt nur kleine Schlucke eines kalten Getränks	Apis
▪ Fieberkrampf, S. 84	heiß, rot, trocken; plötzlich, heftig; ängstlich	Aconitum napellus
	heiß, rot, schwitzt; große Pupillen; benommen, verwirrt; will Wärme	Belladonna
	krampft, blaue Lippen; blass; Hände zur Faust geballt	Cuprum metallicum
▪ Gehirnerschütterung, siehe Verletzungen		
▪ Halsschmerzen, S. 85	zu Beginn; Schluckbeschwerden; Kühle bessert; Rachen hellrot, trocken, heiser; besser durch Trinken von Kaltem, durstig	Aconitum napellus

Beschwerde	Symptome	Mittel
	Angina hellrot, glänzend; Hals rau und wund, mit Schwellung; Schmerz hämmernd, klopfend, brennender Schluckschmerz; Wärme bessert; großer Durst; trockene Schleimhäute, feuchte Haut; eher rechtsbetont; möchte den Hals mit Schal einpacken	Belladonna
	trockener, stechender Schluckschmerz, kann schwer schlucken; Hals wie zusammengeschnürt, hellrot; glasige Schwellung; Zäpfchen stark geschwollen; trockene Schleimhäute; Kälte bessert; kein Durst	Apis
■ Heiserkeit, S. 87	abends	Carbo vegetabilis
	Kehlkopfentzündung, trocken; auch vorbeugend	Ferrum phosphoricum
	kratzender Rachen vom Reden oder Rauchen	Nux vomica
■ Heuschnupfen, S. 99	mit heftigem anhaltendem Niesen, wässriger Fließschnupfen; draußen ist alles besser	Allium cepa
■ Hexenschuss, siehe Wirbelsäulebeschwerden		
■ Husten, S. 89	mit feuchtem Auswurf, anhaltend krampfhaft; viel geschmackloser grünlicher Schleim	Dulcamara
	trocken, ohne Auswurf, plötzlich	Aconitum napellus
	trocken, ohne Auswurf, krampfartig, tief bellend, hart; Patient verlangt Wärme; Verschlimmerung um Mitternacht, beim Hinlegen; wunde Brust; bei bellendem Reizhusten	Belladonna
	trocken, ohne Auswurf, Brustgrippe mit Fieber, Zerschlagenheitsgefühl der Rippen, muss den Brustkorb beim Husten halten, da schmerzhaft	Eupathorium perfoliatum
■ Ischiasschmerzen, S. 148	Rückenschmerzen, Hexenschuss; wie gelähmt	Rhus toxicodendron
	Kreuzschmerz, besonders nachts (kann sich nicht umdrehen); steht vorgebeugt; Zugluftempfindlichkeit	Nux vomica
	Kreuzschmerz und Ischias, besser durch kräftige Bewegungen	Dulcamara

Beschwerde	Symptome	Mittel
	Bandscheibenvorfall mit Taubheit, Schwäche, Lähmigkeit, Kribbeln und Ameisenlaufen entlang der Nerven (Ischias)	Hypericum
▪ Kopfschmerzen, S. 134	stechend; auch bei Sonnenstich	Apis
	während der Periode; wellenartig, pochend, pulsierende Schläfen; Blutandrang; klopfend	Belladonna
	vor und während der Periode	Gelsemium
	Folge von Föhn oder allgemein durch Wetterwechsel; am Hinterkopf krampfend, wie ein Band, drückend; Benommenheit	Gelsemium
	Spannungskopfschmerzen; wie Reifen um den Schädel (zu enger Motorradhelm) oder am Hinterkopf; benommenes schweres Gefühl	Gelsemium
▪ Kreuzschmerz, siehe Wirbelsäulenbeschwerden		
▪ Krupphusten, S. 171	mit plötzlicher Atemnot, trocken	Aconitum napellus
	danach trockener Husten, bellend, giemend; vor Mitternacht; hohl	Spongia
▪ Magenbeschwerden, S. 121	Sodbrennen mit Aufstoßen	Carbo vegetabilis
	Sodbrennen nach Durcheinanderessen, Nervosität, Ärger, Kater	Nux vomica
	brennende Schmerzen; Magengeschwüre	Arsenicum album
▪ Masern, S. 165	vorbeugend; während des Ausschlags benommen; Himbeerzunge	Belladonna
	plötzlich trockenes Fieber, viel Durst	Aconitum napellus
	Beginn des Ausschlags, geschwollene Haut; kein Durst	Apis
▪ Migräne, S. 136	klopfend, im Stirnbereich; Fülle im Kopf; pulsierend; weite unbewegliche Pupillen, starrer Blick	Belladonna
	morgendliche Übelkeit	Nux vomica
	Sehstörungen, verschwommenes Sehen, Doppelbilder; Schwindel; Schmerzen vom Nacken zu den Augen; besser durch Wasserlassen; Benommenheit	Gelsemium

11

Beschwerde	Symptome	Mittel
■ Moskitostiche, S. 116	Vorbeugung oder wenn bereits gestochen bei Schnakenstichen und Malaria	Staphisagria
■ Nahrungsmittel-unverträglichkei-ten, S. 132	wegen verdorbener Nahrung, mit Blähungen	Carbo vegetabilis
	Kollaps mit Schwäche	Carbo vegetabilis
	Vergiftung mit heftigem Brechdurchfall	Arsenicum album
■ Nasenbluten, S. 98	bei eher hellhäutigen Kindern, hellrot stark	Ferrum phos-phoricum
	dunkelrot	Lachesis
	hellrot, pulsiert	Belladonna
■ Ohrenschmerzen, S. 94	zu Beginn; nachts; plötzliches Fieber; Auslöser: Kälte, Wind und Zugluft	Aconitum napellus
	heftige Mittelohrentzündung; zu Beginn, wenn hochrot; plötzlich hohes Fieber; klopfend-pulsie-rend, wehenartig; Wärme, Ruhe bessern	Belladonna
	Mittelohrentzündung durch kalte Luft; anfalls-weise; reizbar; eine Wange rot, die andere blass; heftig, unerträglich, stechend, besonders zur Zeit der Zahnung; Kälte bessert	Chamomilla
■ Periodenschmer-zen, S. 109	krampfartig, wehenartig; berührungsempfindlich, reizbar, launisch; Krämpfe bis in Oberschenkel-nnenseiten; Blutung zu lang, zu stark	Chamomilla
	Krämpfe; Blutung bringt Besserung	Lachesis
	krampfend; mit Schwindel, Magenschmerzen, Kopf-weh; zittrig, wehenartig; Blutung zu spät, schwach	Gelsemium
■ Reisedurchfall, siehe Durchfall		
■ Reisekrankheit, S. 115	Schwindel und Übelkeit beim Fahren; Seekrankheit; Erbrechen im Schwall; Kindern vor der Autofahrt geben	Cocculus
■ Reizblase, S. 106	vorbeugend nach kalten Füßen, Unterkühlung, Durchnässung	Dulcamara
	aufgeregte Reizblase	Aconitum napellus

Beschwerde	Symptome	Mittel
	mit Abgang von reichlich hellem Urin; wunde Harnröhre; Brennen	Gelsemium
■ Rheumatische Schmerzen, S. 146	Knochenschmerzen; empfindliche Knochen; Wachstumsschmerzen; Schmerzhaftigkeit im ganzen Körper, »rheumatisch«; Gliederschmerz tiefsitzend in allen Knochen	Eupathorium perfoliatum
	Verrenkungs- und Zerschlagenheitsgefühl, selbst das Bett erscheint zu hart	Arnica
	ziehend, reißend, lähmig, taub; Bewegung bessert	Chamomilla
	Sehnenscheidenentzündung mit Steifigkeit; Anfangsschmerz und Besserung bei fortgesetzter Bewegung	Rhus toxicodendron
	Tennisellbogen; steif; Schmerz bei Beginn der Bewegung, Besserung bei fortgesetzter Bewegung und Wärme; nachts unruhig	Rhus toxicodendron
	Muskelkater nach Sport oder ungewohnter Belastung	Arnica
■ Röteln, S. 168	vorbeugend, wenn Erkrankte in der Umgebung	Aconitum napellus
	trockenes Fieber; plötzlich, hellroter Ausschlag	Aconitum napellus
	nach der Erkrankung, zur Ausleitung	Sulfur
■ Rückenschmerzen, siehe Wirbelsäulenbeschwerden		
■ Scharlach, S. 163	wichtigstes Mittel, vorbeugend, wenn in Kindergarten oder Schule Scharlach ausgebrochen ist	Belladonna
	heiß; ohne Durst; geschwollenes Gesicht; glatte trockene Zunge; schrilles Aufschreien	Apis
	Himbeerzunge; viel Schweiß	Belladonna
■ Schlafstörungen Erwachsene, S. 112	durch Angst; geräuschempfindlich, unruhiger Schlaf; Träume von Tieren	Belladonna
	Einschlafstörungen, findet keinen ruhigen Platz, wechselt ständig die Lage	Rhus toxicodendron
	schläfrig, kann aber nicht einschlafen	Belladonna
■ Schlafstörungen Kinder, S. 172	Angst vor Tieren; Verlangen nach Licht; Aufschrecken; Kopfrollen; Zähneknirschen; sieht Gespenster	Belladonna

Beschwerde	Symptome	Mittel
	bei ängstlichen Kindern	Chamomilla
	will nicht einschlafen trotz Müdigkeit; verdrießlich; nervt, nichts ist recht	Chamomilla
▪ Schluckschmerzen, S. 85	Hals wie zusammengeschnürt, kann schlecht schlucken, unruhig, benommen, durstlos, glasiger Blick	Apis
▪ Schmerzen Erwachsene, S. 133	Knochenschmerzen, empfindliche Knochen, Gliederschmerz, tief sitzend in allen Knochen	Eupathorium perfoliatum
	Steißbeinschmerz, akut nach Sturz	Hypericum
▪ Schmerzen Kinder, S. 133	ständiges Verletzen, aufgeschlagene Knie etc.	Arnica
	schmerzempfindlich, reizbar, schreit hemmungslos, lässt sich nicht beruhigen	Chamomilla
	Wachstumsschmerzen in den Knochen	Eupathorium perfoliatum
▪ Schnittverletzungen, siehe Verletzungen		
▪ (Stock)Schnupfen, S. 91	plötzlicher Beginn, nach Unterkühlung oder Zug; plötzliches Niesen; fröstelt	Aconitum napellus
	unterdrückt; geschwollene, aber trockene Nase; Niesreiz ohne Niesen	Belladonna
	nach Abkühlung; fließt tagsüber, stockt in der Nacht; draußen besser	Nux vomica
▪ (Fließ)Schnupfen, S. 91	Herbstbronchitis mit lockerem, sich lösendem Auswurf, mild, dick, grün; viel geschmackloser Schleim; durch abkühlendes Wetter	Dulcamara
	wässrig; Tropfnase, wund machend an den Nasenflügeln; milde Tränen; schlimmer in warmen Räumen	Allium cepa
▪ Schulprobleme, S. 176	Rechtschreibschwäche, Schreibfehler, Legasthenie	Ferrum phosphoricum
	Fehler beim Rechnen, Dyskalkulie	Rhus toxicodendron
	Schule macht keinen Spaß	Hypericum

Beschwerde	Symptome	Mittel
	Angst vor Prüfungen, mit Denkblockade, obwohl gut vorbereitet	Gelsemium
Schwindel, S. 102	Benommenheit nach dem Aufstehen	Cocculus
	Altersschwindel	Cocculus
	bei niedrigem Blutdruck	Gelsemium
	durch niedrigen Blutdruck; Kollapsgefühl	Veratrum album
Seelische Störungen, S. 111	Folge von Ärger	Chamomilla
	nervöse Unruhe mit Schlaflosigkeit	Chamomilla
	nervöse, gereizte Stimmung; Ärger	Nux vomica
Sinusitis, S. 91	Stirnhöhlenkatarrh; Kopfgrippe; Kopf wie zu; müde, matt, schlaff, innerlich zittrig, teilnahmslos, schwindelig	Gelsemium
	klopfend, pulsierend; trockene Nase; Druck auf der Nasenwurzel; heftiger Schmerz; Wärme bessert	Belladonna
Sodbrennen, siehe Magenbeschwerden		
Sommerdurchfall, siehe Durchfall		
Sonnenstich, S. 114	akut mit Kopfbrummen und Abgeschlagenheit	Apis
Übelkeit, S. 127	Ekel vor Speisen, kann Geruch der Speisen nicht vertragen	Arsenicum album
	beim Gedanken an Essen	Cocculus
	nach Durcheinanderessen mit Sodbrennen, Völlegefühl, dabei Hunger	Nux vomica
Verbrennungen 1. Grades (Rötung), S. 154	heiß, stechend, brennend; Schwellung; Kälte bessert	Apis
Verbrennungen 2. Grades (Blasen), S. 154	Verbrennungen und Folgen von Verbrennung mit Blasen	Cantharis
	juckende Bläschen; Durst auf Kaltes; Kühle lindert	Rhus toxicodendron

Beschwerde	Symptome	Mittel
Vergiftungen, S. 158	durch Eis, Fleisch, mit Übelkeit und Brechdurchfall, fühlt sich dabei todelend; ernster Zustand mit starkem Kräfteverfall	Arsenicum album
	bei unbekanntem Gift mit Erbrechen; unruhig, ängstlich, totenblass, entkräftet	Arsenicum album
	blass, blaue Lippen; Luftnot	Carbo vegetabilis
Verletzungen, S. 155	zur Wundheilung, bei Unfall, Schock, Quetschung, Prellung, blaue Flecke, Bluterguss, stumpfe Verletzung, Knochenbruch, Blutung	Arnica
	Verletzung von Nervenfasern wie Schnittverletzungen, gequetschte Finger	Hypericum
	Gehirnerschütterung	Arnica
Verstopfung, S. 129	durch Lebenswandel; unregelmäßige Darmtätigkeit; trotz Drang kommt nichts	Nux vomica
	Darmlähmung nach Operationen zur Unterstützung	Staphysagria
Windpocken, S. 166	Bläschen mit Brennen und Jucken; roter Ausschlag; nachts schlimmer; Bewegung bessert	Rhus tox
	unerträgliches Brennen der Bläschen; wundes Gefühl	Cantharis
	unerträglicher Juckreiz; verzögerte Heilung; zur Ausleitung am Schluss	Sulfur
Wirbelsäulenbeschwerden, S. 148	Hexenschuss nach Überheben, Überarbeitung, Unterkühlung; Bewegung und Wärme bessern; Rückenschmerzen; wie gelähmt	Rhus toxicodendron
	Nackensteifigkeit mit Kopfweh; Benommenheit; Bewegung verschlechtert; halsstarrig	Gelsemium
Wundheilung, siehe Verletzungen		
Zahnschmerzen, S. 140	neuralgisch; bei Zahnwurzelvereiterung; nach Zahnextraktionen	Hypericum
	akut; heftig, plötzlich, unerträglich; sucht Hilfe	Aconitum napellus
	unerträglich, besonders bei Kindern; anfallartig durch warmes Essen und Trinken	Chamomilla

Liebe Leserin, lieber Leser,

Mit Homöopathie sicher und einfach gesundheitliche Störungen zu heilen, scheint ein hoher Anspruch zu sein, wenn man sich an dem allgemeinen Medientrend orientiert. Jedoch haben immer mehr Menschen eine Sehnsucht danach, den eigenen Selbstheilungskräften zu vertrauen, und suchen Informationen zur Unterstützung. Für sie ist dieses Buch geschrieben.

Ursprünglich war die Idee, Informationskurse für interessierte Laien anzubieten, mit der Möglichkeit, das Gelernte zu Hause nachzulesen. Aus diesen ersten Homöopathiekursen bildete sich eine langjährige Gruppe mit regelmäßigen Treffen, in denen die Erfahrungen ausgetauscht wurden. Viele Ideen wurden ausprobiert und manche wieder verlassen. Dieses Buch ist der vorläufige Endpunkt aller Erfahrungen. Nicht die Theorie, sondern die gelebte Erfahrung ist der Gradmesser für empfundene Heilung.

Wenn es gelingt, die Symbolik und inneren Bilder der einzelnen homöopathischen Mittel richtig zu verstehen, können auch Sie intuitiv die richtige Arznei auswählen und Heilung bei einfachen Gesundheitsstörungen bewirken.

Die zentrale Botschaft des Buches ist, die Verantwortung für die eigene Gesundheit selbst in die Hand zu nehmen und einfache gesundheitliche Störungen mit Homöopathie und bewährten Hausmitteln selbst zu behandeln. Und darüber hinaus mit den individuell gemachten Erfahrungen mutig in der Selbstbehandlung innerhalb der Familie weiterzugehen und vor allem zu spüren, wann der Weg ausgeschöpft ist. Dann muss kompetente ärztliche Hilfe in Anspruch genommen werden.

Schon viele hatten Erfolg auf diesem Weg. Ich wünsche Ihnen Vertrauen in die eigene Intuition und wunderbare neue Erfahrungen.

Michael Schlaadt
Lindau, Juni 2011

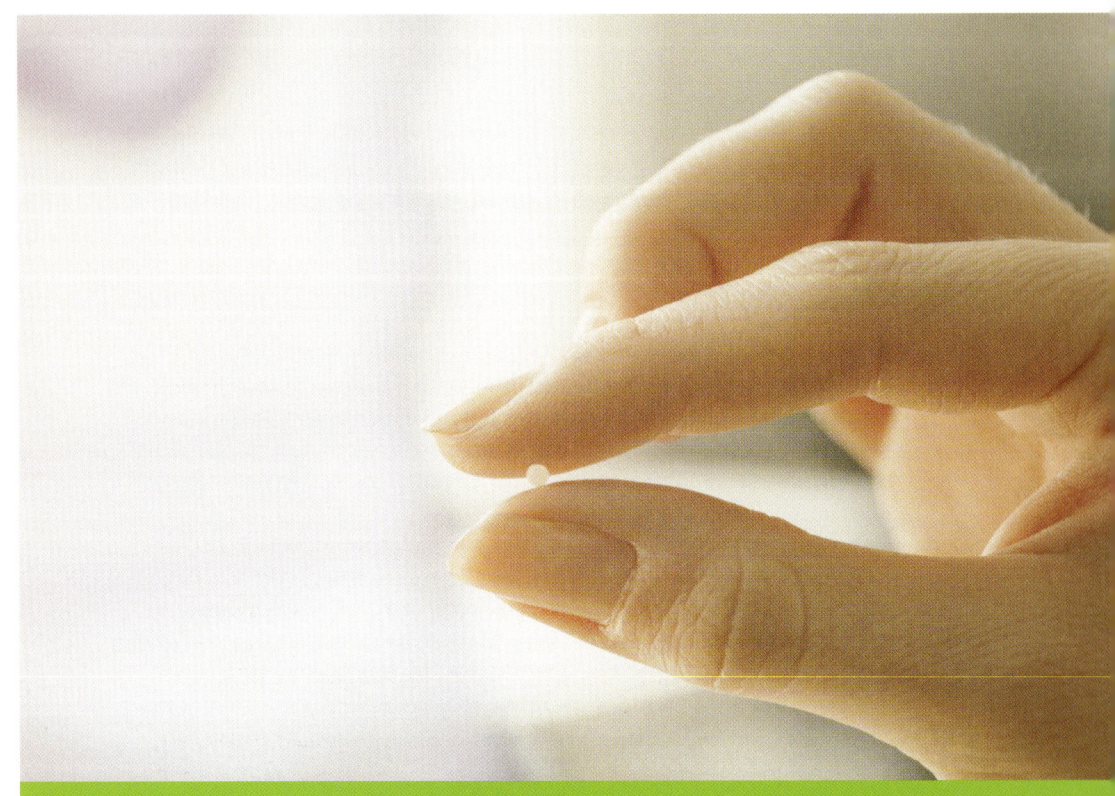

Homöopathisch selbst behandeln

Seit jeher wurden einfache Erkrankungen in der Familie erfolgreich
behandelt. Dieses Buch gibt Ihnen
die Kompetenz zur richtigen Selbstbehandlung zurück.

Das Buch

Das Buch wendet sich an Menschen, die Verantwortung für ihre Gesundheit übernehmen und nach hilfreichen Informationen suchen, um Bewährtes auszuprobieren und mit der gemachten Erfahrung mutig auf diesem Weg weitergehen möchten.

Ein besonderer Anfang

Dieses Buch wurde ursprünglich nicht zur Veröffentlichung geschrieben, sondern es ist einfach entstanden. Der Anfang war ein geplanter Indonesienaufenthalt meines Bruders als Rucksacktourist. Er wollte meine homöopathische Haus- und Reiseapotheke von Norbert Enders nicht mitnehmen, weil sie ihm zu viel Gewicht hatte. Ich habe ihm dann die wichtigsten Mittel mit den relevanten Stichpunkten übersichtlich auf eine DIN-A4-Seite geschrieben, zusammen mit den wichtigsten Indikationen und den Kurzbeschreibungen der Arzneimittel. Ich hatte mich dabei auf die 20 wichtigsten Mittel beschränkt. Er war begeistert, weil er alle wichtigen Informationen dabei hatte, ohne viel Gewicht. Sie haben ihn in den 6 Monaten ständig begleitet und ihm genutzt. Ich hatte glücklicherweise eine Kopie und gab sie dann anderen Patienten mit auf die Reise – alle waren begeistert.

Später entstand daraus die erste 8-seitige kleine Reiseapotheke. Als ich vor 15 Jahren gebeten wurde, Homöopathiekurse für Laien zu geben, habe ich das Prinzip des kompakten und übersichtlichen Zusammenfassens beibehalten und meine ersten Kursskripte geschrieben. Diese wurden im Laufe der Jahre immer weiter ausgebaut und durch Anregungen der Teilnehmer ergänzt. Vor 10 Jahren wurde ich dann von ehemaligen Teilnehmern gebeten, eine Zusammenfassung zu schreiben. So entstand die erste kleine Hausapotheke, die sich viele Jahre allgemeiner Beliebtheit bei meinen Schülern erfreute. Bis diese schließlich – dank einer Freundin – als Manuskript den Trias-Verlag erreichte.

Erfahrungsreich

Seit vielen Jahren arbeiten meine Patienten und einige Hundert Schüler erfolgreich mit den Informationen über die homöopathische Selbstbehandlung aus diesem Buch. Sie haben mir ihre Erfahrungen rückgemeldet und die vorliegenden Informationen somit stets verbessert und ergänzt. Aber vor allem haben viele Mütter die homöopathische Behandlung in ihren Familien getestet. Ihre Erfahrungen machen das vorliegende Buch zu einem wirklich wertvollen Ratgeber. In diesem Sinne wünsche ich Ihnen viel Erfolg bei der Behandlung.

Die Homöopathie

Homöopathie ist eine wunderbare Methode der Heilkunst, mit der viele banale Erkrankungen schnell, sicher und effektiv behandelt werden können.

Gesundheits- und Krankheitsverständnis

Nach meinem Verständnis sind Krankheiten nicht etwas Schlimmes, das einen überfällt. Ich denke vielmehr, dass jeder Mensch die Krankheit bekommt, die er in dem Moment braucht, um sich mit sich, der Umwelt und seinem Immunsystem auseinanderzusetzen. Die Krankheit führt über in einen neuen Zustand – in dem der Körper etwas gelernt und sich von etwas befreit hat. Kinder sind notwendigerweise zur Entwicklung ihres Immunsystems öfter krank als Erwachsene (durchschnittlich sieben Infekte im Jahr). Krankheit hat den Sinn, individuelle Erfahrungen zu sammeln zur Weiterentwicklung der Gesamtpersönlichkeit. Früher haben die Ärzte die Erkrankten gefragt: »Was fehlt dir?« Es geht darum, das Fehlende zu ersetzen. Ich habe versucht, zu allen angegebenen Krankheitszuständen eine Sinndeutung zu geben, die ich aus entsprechender Literatur ausgewählt habe. Die Frage »Was ist schuld an der Krankheit?« schaut in die Vergangenheit zurück und bringt keine Lösung.

In einer zukünftigen Medizin sollten wir, wann immer es geht, nicht mehr Krankheiten unterdrücken, sondern den Körper bei der Bewältigung unterstützen. Im oben genannten Sinn steckt sich ein gesunder Mensch nicht an. Es ist vielmehr das gestörte Terrain, auf dem sich eine Krankheit oder die Mikrobe ausbreiten kann. Im Krankheitssymptom liegt schon ein Teil der Lösung des Problems. Schnupfen ist z. B. dazu da, das, wovon wir die Nase voll haben und was wir nicht mehr benötigen, aus dem Körper herausfließen zu lassen. Die Homöopathie kann diesen Vorgang unterstützen.

Wie kann man die Homöopathie verstehen?

Wenn ich ehrlich bin, habe ich die Homöopathie aus meiner naturwissen-schaftlichen Denkweise bis heute nicht verstanden. Wie kann man sich die Wirkung einer Arznei erklären, die in einer Verdünnung hergestellt wurde, in der nach den Gesetzen der Chemie gar kein Molekül der Ausgangssubstanz mehr drin sein kann?

Viele Rätsel

Es gibt in der Medizin und Biologie noch viele Rätsel, welche die konventionelle Naturwissenschaft nicht klären kann: Was macht das Leben aus? Wie wissen sich vereinigende Samen und Eizellen, was aus ihnen werden soll? Wie entsteht aus diesem ungeordneten Zellhaufen innerhalb kurzer Zeit ein Lebewesen? Wie erklärt es sich, dass ich eine Stimmung in einem Raum spüre, den ich betrete und in dem »dicke Luft« ist? Woher kommt meine Stimmungsbeeinflussung in einer gotischen oder romanischen Kirche, einer Jagdhütte im Wald, einer Gruft, einer Höhle, in einem Hochhaus oder an einem historischen Kraftplatz? – Ich kann es nicht fassen, aber aus Erfahrung weiß ich, dass sich das in meiner Psyche jeweils völlig anders anfühlt. Was ist der Einfluss von Musik auf mich, meine Stimmung, meine Körperreaktionen? Was passiert z. B. beim Mantrasingen, beim Jodeln oder Obertonsingen, wenn der ganze Körper schwingt? Oder wenn wir traurige Musik hören und diesen Zustand vor Rührung nicht aushalten wollen? Solche Fragen kann weder die Physik noch die Chemie erklären und dennoch sind es Tatsachen.

Ein Vergleich

Um einer Antwort auf die Frage »Wie kann man Homöopathie verstehen?« näher zu kommen, hilft vielleicht folgender Vergleich: Auf einer CD befindet sich ein kompliziertes akustisches Schwingungsmuster, welches physikalisch, aber auch philosophisch, spirituell und technisch erklärt werden kann. Nicht erklärbar ist hingegen, dass bekanntermaßen eine bestimmte Musik, in Verbindung mit den gerade vorhandenen äußeren Umständen, fast regelhaft eine bestimmte Stimmung hervorruft. Schon kleine Abweichungen können zu einem völlig unterschiedlichen Reaktionsmuster führen, wie das folgende Experiment anschaulich verdeutlicht: Nehmen wir an, ich habe ein besonderes Meditationszimmer. Jeden Nachmittag spiele ich zur selben Zeit dieselbe Musik aus demselben CD-Player bei derselben Raumtemperatur ab, weil ich mich entspannen will. Nicht jeden Tag wird die seelische Befindlichkeit gleich sein. Äußere und innere Einflüsse, bis auf Raum, Raumtemperatur und CD, sind variabel und weder exakt messbar noch quantifizierbar, aber dennoch relevant für den Erfolg meiner Entspannung. Völlig aus dem Ruder läuft das Experiment dann, wenn jemand aus der Familie den CD-Player benutzt hat und dort seine CD vergessen hat. Besonders auffällig wäre es, wenn das Oboenkonzert von Mozart gegen Heavy Metal ausgetauscht würde. An dieser Stelle ist jedem klar, dass unvorhergesehene Körperreaktionen ablaufen, die auch äußerst heftig sein können: bis zu Wut, Ärger oder Hassgefühlen.

Informationsträger

Zur Erläuterung des Herstellungsprozesses der homöopathischen Arzneimittel bleiben wir noch bei dem Vergleich

Homöopathie und CD: Homöopathie ist in Bezug auf die Herstellung ein genauso komplexes Schwingungsmuster wie ein Stück Tonband oder ein anderer Datenträger. Wobei das Wasser als Informationsträger der CD als Datenträger entspricht und die Ausgangssubstanz der Musik.

In der Homöopathie wird eine Ausgangssubstanz mit Wasser mehrfach rhythmisch verändert. Und Wasser ist ein besonderer Stoff. Denn er richtet sich naturwissenschaftlich nicht nach der gängigen Physik. Dazu ein kleiner naturwissenschaftlicher Exkurs: Wassermoleküle haben eine Tetraederform mit einem exakten Winkel von 104,7°. Vier Tetraeder ergeben eine Pyramide. Die Wassermoleküle sind im Medium nicht gleichmäßig verteilt, sondern schließen sich zu Clustern zusammen, die Informationen speichern können. Kristalline Strukturen im gefrorenen Wasser entstehen nach Auftauen und erneutem Einfrieren wieder identisch neu. Man kann demzufolge annehmen, dass Wasser ein »Gedächtnis« hat und Informationsträger ist.

Angesichts dieser Tatsachen und meiner langjährigen Erfahrung mit homöopathischen Arzneien kann ich nur zu dem Schluss kommen, dass die homöopathischen Arzneien aufgrund ihres Herstellungsverfahrens ebenso Informationsträger sind wie eine CD.

Intuition

Ich habe beschlossen, egal ob ich verstehe, wie Homöopathie genau funktioniert, mich auf meine Intuition zu verlassen. Das hat mir in mehr als 35 Jahren gezeigt, dass durch die Homöopathie regelhaft Veränderungen im Körper stattfinden, wenn man die Symbolik der Arzneien als komplexes Informationsmuster versteht.

Manchmal geschieht beim Einsatz von Homöopathie nichts oder der gewünschte Erfolg tritt nicht ein. Das passiert oft genug auch in der konventionellen Medizin. Mit der Homöopathie habe ich aber die Chance der wirklichen Heilung, wenn ich beim leidenden Menschen einen Prozess des Heilwerdens anstoßen kann. Im kleinen Rahmen, bei banalen Erkrankungen, kann das jeder ausprobieren. Und das Bemerkenswerte ist nicht, dass die Homöopathie manchmal versagt, sondern wie oft sie regelhaft hilft, wenn ich die Arzneimittelbilder kenne und einschätzen kann.

Die wichtigsten Begriffe

Homöopathie will nicht ein Medikament gegen etwas sein, sondern Homöopathie will ein Mittel für jemanden finden. Dabei wird Ähnliches durch Ähnliches geheilt: Im Vordergrund steht das Empfinden des Patienten. Die Summe der Empfindungen ergibt einen Zustand oder ein Krankheitsbild. Dieses sollte möglichst genau mit einem bekannten Arzneimittelbild übereinstimmen (ähnlich sein), um den Körper, die Lebenskraft, durch die möglichst ähnlichste Information, zur Regulation zu bringen.

Informationsebene

Die Homöopathie wirkt auf der Informationsebene, indem der Körper durch die aufbereiteten Arzneien stimuliert wird, das (innere) Gleichgewicht – seine Lebenskraft – durch Selbstregulation wiederherzustellen. Das heißt, durch den Kontakt mit der Information der Arznei wird die Schwingungsbereitschaft des Organismus verändert, sodass bestimmte Themen und Situationen eintreten und integriert werden können. Durch die eigene Beschäftigung mit den Lebensthemen und den Symbolen tritt immer eine Wandlung ein.

Lebenskraft

Hahnemann (1755–1843), der Begründer der Homöopathie, erkannte, dass die »Lebenskraft« für Gesundheit, Krankheit und Heilung zuständig ist. Lebenskraft durchströmt jede Zelle unseres Körpers und bringt uns Lebensfreude und Kraft zur Krankheitsabwehr oder Heilung. Ist die Lebenskraft aus dem Gleichgewicht geraten (z. B. durch Stress, mangelhafte Ernährung) fühlen wir uns schlapp, niedergeschlagen, erschöpft und leiden z. B. vermehrt unter Infekten. Durch unzählige Symptome kann sich eine Verstimmung der Lebenskraft äußern. Übrigens, der Begriff »Lebenskraft« existiert schon seit Anbeginn der Medizin – außer in unserer Schulmedizin.

Das Ähnlichkeitsprinzip

Hahnemann stellte durch Experimente mit Pflanzen fest, dass diese beim Gesunden Symptome hervorrufen, die auch bei Krankheiten auftreten.

Bei einem Selbstversuch beobachtete er, dass er – als Gesunder – nach Einnahme von Chinarinde (diese wurde damals als Arznei gegen Malaria eingesetzt) Symptome entwickelte, wie sie auch bei Malaria auftreten. Die Arznei Chinarinde konnte also eine Krankheit erzeugen. Diese von ihm künstlich herbeigeführte

23

Krankheit dauerte lediglich einige Stunden; die Symptome kamen aber wieder, sobald er erneut Chinarinde zu sich nahm.

Daraufhin formulierte Hahnemann das Grundprinzip der Homöopathie: Ähnliches werde durch Ähnliches geheilt. Das bedeutet: Eine Arznei, die bei einem Gesunden Symptome hervorrufen kann, die denen ähnlich sind, die auch ein Erkrankter aufweist, ist die passende Arznei für den Patienten.

Ursubstanz

Hahnemann war überzeugt, dass die »Ursubstanz«, also die Ausgangssubstanz (Pflanzen, Tiere, Mineralien etc.), aus der das Arzneimittel gewonnen wird, zuvor auf bestimmte Art aufbereitet werden müsste: Es solle durch »Verdünnung« der Lebenskraft angepasst werden, damit es eine Heilung in Gang zu setzen vermag. Er entwickelte ein geniales Verdünnungsverfahren, das sogenannte »Potenzieren«.

Potenzieren

Mit Potenzieren ist das stufenweise Verdünnen der Ausgangssubstanz gemeint, wobei jeweils starke Schüttelschläge dazwischen ausgeführt werden. Durch den Vorgang des Potenzierens werden strukturelle Veränderungen als Informationen gespeichert.

Potenzieren bedeutet ursprünglich »Kraftfreisetzen«. Und tatsächlich, durch die Verdünnung und Verschüttelung verstärkt sich die Wirkkraft der Medizin. Einige Arzneistoffe wirken erst in hohen Potenzen, andere sind nur im stofflichen Bereich wirksam. Allgemein gilt. Je tiefer die Potenz ist, umso mehr wirkt die Medizin auf der körperlichen Ebene. Hohe Potenzen wirken dagegen insbesondere auf der seelischen und geistigen Ebene und haben von dort aus Rückwirkungen auf den Körper.

Im deutschsprachigen Raum wird meist im Verhältnis 1:10 verdünnt. Also dezimal stufenweise verdünnt und verschüttelt (mit dem Kennbuchstaben D) oder international, meist 1:100 zentesimal (mit dem Kennbuchstaben C). Ab den Potenzen D24 und C12 aufwärts wird ein Verdünnungsverhältnis erreicht, nach dem, laut den Gesetzen der Chemie, kein Molekül der Ausganssubstanz mehr nachweisbar sein kann.

Die Selbstbehandlung

Die hier im Buch beschriebenen Krankheitsbilder wurden früher traditionell in der Großfamilie selbstständig behandelt und gelöst. Es gibt keinen Grund anzunehmen, dass dies bei höherer Bildung, besserer Information und kompetenter Vermittlung nicht wieder möglich sein sollte.

Selbstbehandlung oder Arztbesuch?

Arztbesuche bei banalen Erkrankungen sind meist überflüssig und verkomplizieren nur den Praxisablauf. Eine gute, sofort einsetzende Selbstmedikation mit Homöopathie und einfachen Hausmitteln ist in den allermeisten Fällen völlig ausreichend. Insbesondere, wenn die Homöopathie sofort eingenommen wird, kann sie die Erkrankung besser als andere Maßnahmen abkürzen und die Symptome besser lindern. Bei Komplikationen oder andauernden Symptomen sind Arztbesuche jedoch sinnvoll, ja unerlässlich, s. Seite 27.

wichtig

Das Buch ist kein Ersatz für einen notwendigen Arztbesuch und es kann Laien nicht befähigen, die Heilkunde auszuüben.

Entscheidung treffen. Das Buch kann Ihnen helfen, schnell die richtige Entscheidung zu treffen: Kann ich diese Situation mühelos meistern und selbst behandeln? Oder aber muss ein Fachmann zurate gezogen werden? Diese Entscheidung müssen Sie in jeder Situation gegebenenfalls immer wieder sorgsam aufs Neue treffen! Zu individuell können die Beschwerden bei den einzelnen Familienmitgliedern verlaufen bzw. sich entwickeln.

Selbstbehandlung. In erster Linie unterstützt Sie das Buch bei der Selbstbehandlung mit Homöopathie. Sie erhalten in kurzer, knapper Form die wesentlichen Informationen zu den Krankheitsbildern, die bei banalen Erkrankungen, Verletzungen und den Wehwehchen des Lebens gefahrlos in der Familie von Laien behandelt werden können – oder in Notsituationen, bis ärztliche Hilfe kommt.

Grenzen erkennen. Zu einer verantwortungsvollen Selbstbehandlung gehört aber auch das (An)erkennen der eigenen Grenzen. Viele Beschwerden bedürfen eindeutig einer fachlichen Behandlung. Wann ein Arzt aufzusuchen ist, sagen Ihnen die Hinweiskästen »Wichtig«.

Es kann vorkommen, dass Sie mit Beschwerden von Familienmitgliedern konfrontiert werden, die Sie in Aufregung und Panik versetzen. Insbesondere als Eltern von kleinen Kindern weiß man, wie schnell man aufgeregt auf beunruhigende Symptome bei den Kleinen reagieren kann. In so einer – gegebenenfalls »kopflosen« Situation – erinnern Sie die Hinweiskästen »Wichtig, liebe Eltern!« an die Grenzen der sorgsamen Selbstbehandlung und fordern Sie sicherheitshalber zum Arztanruf auf.

Die Hinweiskästen dienen Ihnen zur Navigation auf Ihrem Weg der verantwortungsvollen Selbstbehandlung mit Homöopathie.

Wie finde ich zum richtigen Mittel?

Die Besonderheit der Homöopathie ist, dass sie Arzneimittel individuell für einen Menschentyp mit dessen spezifischen Symptomen eines Beschwerdebildes bereithält, nicht nur generell gegen die Beschwerde. Nach dem Motto »Kopfschmerz ist nicht gleich Kopfschmerz« erhalten Sie in diesem Kapitel den »Plan«, der Sie schnell und sicher zum treffendsten Mittel führt. Drei Wege ermöglichen Ihnen den Zugang.

wichtig

Bei den einzelnen Arzneimitteln sind jeweils die wichtigsten Hauptanwendungsgebiete und Charakteristika, die für das Medikament sprechen, angegeben. Dabei müssen nicht alle Charakteristika zutreffen. Insbesondere die konstitutionellen Aspekte (»Menschentyp«) über die zur Arznei passenden Menschen müssen in der Akutsituation nicht zwingend zutreffen. Dann gilt es, das ähnlichste Mittel auszuwählen.

Die Arzneimittelbilder. Die schematische Form der Darstellung der Arzneimittel fasst jeweils das Wesentliche der 20 wichtigsten Mittel zusammen. Um intuitiv die richtige Arznei auszuwählen, ist es effektiv, zunächst wenige wichtige Mittel gut zu kennen. Das bedeutet, die Symbolik und inneren Bilder der einzelnen homöopathischen Mittel richtig zu verstehen. Daher ist die Beschreibung ausreichend kompakt, damit vor Ihrem inneren Auge ein Bild entstehen kann, auf das Sie in der jeweiligen Situation zurückgreifen können. So gelingt es Ihnen mit 20 Mitteln, schnell und sicher leichte Beschwerden zu heilen.

Die Beschwerdebilder mit Tabellen der homöopathischen Mittel. Die Kapitel mit den Beschwerdebildern sind wie folgt aufgebaut:

- 1. allgemeine Informationen mit kurzer Zusammenfassung der wichtigsten, aktuellen medizinischen Informationen.
- 2. psychosomatische Deutung der Erkrankung, in der Interessierte den mög-

Wo liegen die Grenzen der Selbstbehandlung?

Die Selbstbehandlung war noch vor einem halben Jahrhundert die Normalität in Deutschland. Der Weg zum Arzt war beschwerlich, insbesondere auf dem Lande. Es mussten damals weite Wege bei schlechter Infrastruktur öffentlicher Verkehrsmittel zurückgelegt werden. Es gab wesentlich weniger (Fach-)Ärzte und die Menschen überlegten sich ganz genau, ob sie diesen Aufwand auf sich nehmen wollten oder lieber erst einmal versuchten, mit Hausmitteln selbst zurechtzukommen. Damals hatten die Menschen ein ganz ausgeprägtes Gespür dafür, wann ärztliche Hilfe in Anspruch genommen werden musste – und darum hat sich bis heute nichts geändert.

Die Selbstbehandlung hat ihre Grenzen, wenn ernste Krankheitserscheinungen vorliegen oder Ihnen Ihre innere Stimme signalisiert, dass jetzt professionelle Hilfe angezeigt ist. Innerhalb der einzelnen Krankheitsbilder sind die Zustände, die einer ärztlichen Hilfe bedürfen, auch durch Hinweiskästen besonders hervorgehoben. Im Folgenden erhalten Sie eine Zusammenfassung.

Kinder. Bei Kindern sollte ein Kinderarzt aufgesucht werden, wenn:
- Kinder länger als 10 Tage unter Husten leiden.
- Kleinkinder länger als drei Tage hohes Fieber haben.
- Säuglinge nicht mehr oder nur wenig trinken.
- Säuglinge und Kleinkinder mit Fieber gleichzeitig erbrechen und über Kopfschmerzen klagen.
- sich Eltern unklar über die Beschwerden sind.

Erwachsene. Bei Erwachsenen sollte bei folgenden Symptomen ein Arzt aufgesucht werden:
- plötzlich starker Schwindel mit Übelkeit.
- neu aufgetretene Brustschmerzen mit Atemnot.
- über längere Zeit andauernder Husten oder Heiserkeit.
- ungewollter Gewichtsverlust mit Erschöpfung.
- Blutbeimengungen von Husten, Stuhlgang oder Urin.
- sehr heftige und krampfartige, länger anhaltende Bauchschmerzen.
- neu aufgetretene, heftige Schmerzen.
- bei jedem Verdacht auf eine schwere Erkrankung.

27

lichen seelischen Hintergrund nach-
lesen und die notwendigen Schlüsse
daraus ziehen können.
- 3. Hinweise zur Homöopathie.
- 4. vorbeugende Maßnahmen.
- 5. Tabelle mit den wichtigsten, ange-
  zeigten homöopathischen Mitteln zum
  betreffenden Krankheitsbild mit Beschreibung der sogenannte Leitsymptome, der herausragenden Eigenschaften.
- 6. Weitere unterstützende Maßnahmen
  sind z.B. äußere Anwendungen, Tees,
  bewährte Hausrezepte und die wichtigsten, in der Praxis bewährten natur-
  heilkundlichen Medikamente mit der
  entsprechenden Dosierung.

Innerhalb der Tabellen ist die Reihenfolge
nach der Häufigkeit des Vorkommens sor-
tiert. Die Beschreibungen sind so treffend
wie möglich, um die einzelnen Mittel gut
unterscheiden zu können. In der akuten

Situation müssen jedoch nicht alle Kriteri-
en zutreffen.

Nach folgender Priorität wählen Sie das
Mittel mit den meisten Übereinstimmun-
gen aus:
- 1. die zutreffendsten Beschwerden und
  persönlichen Empfindungen des Kran-
  ken.
- 2. den Auslöser, sofern dieser bekannt
  oder besonders charakteristisch ist.
- 3. die Modalitäten, das heißt was verbessert oder verschlechtert die Beschwerden.

Der Schnellzugriff. Der Schnellzugriff bietet Ihnen (s. Seite 7) eine Übersicht
sämtlicher Beschwerdebilder. Aufgeführt
sind die jeweiligen Leitsymptome und die
entsprechenden homöopathischen Arzneimittel, inklusive Dosierungsangabe.

Allgemeine Regeln zur Dosierung der Mittel

Dosierung bei akuten Beschwerden. Über
die Dosierung von homöopathischen Arzneien kann man unterschiedliche An-
schauungen lesen. Diese Angaben spie-
geln hauptsächlich die Erfahrungen des
jeweiligen Autors wieder. Ich habe im
Laufe der Jahre verschiedene Empfehlun-
gen ausprobiert: am Anfang mit niedrigen
D-Potenzen, später mit hohen C-Potenzen
und jetzt bin ich bei der Behandlung von
akuten Erkrankungen bei den mittleren
Potenzen, z.B. der C30 angekommen. Diese Potenz ist in einer Hausapotheke am

besten geeignet, um vorrätig zu sein und
akute Beschwerden sicher und prompt behandeln zu können.

wichtig

**Die in diesem Buch vorkommenden
Mittel sind hauptsächlich Potenzen in
C30 für die aktuelle Notfallbehand-
lung. Wenn nicht anders angegeben,
ist 1-mal 1 Gabe von 3 Kügelchen ausreichend, um die entsprechende Wirkung zu erzielen.**

Bei akuten Beschwerden, die plötzlich und heftig auftreten, kann das Mittel öfter wiederholt werden, z. B. alle 30 Minuten oder alle 1 bis 2 Stunden. Diese häufige Gabe ist jedoch nur am Anfang einer heftigen Erkrankung angezeigt. Sobald eine deutliche Besserung eintritt, geben Sie das Mittel so lange nicht mehr weiter, bis eventuell wieder eine Verschlechterung eintritt. Erst dann erfolgt eine erneute Gabe. Manche Mittel erfordern eine Wiederholung, dies ist dann in den Tabellen kenntlich gemacht.

Bei akuten Beschwerden wirken die Mittel in der Regel sehr schnell – auf jeden Fall innerhalb der ersten halben Stunde. Tritt keine Besserung ein, ist das Mittel entweder nicht richtig gewählt oder der Zustand einer homöopathischen Behandlung nicht zugänglich. Bei nicht so akuten Beschwerden kann sich der Wirkeintritt allerdings bis zu ein paar Stunden verzögern.

Wasserglasmethode. Eine andere Vorgehensweise bei heftigen Erkrankungen ist die Wasserglasmethode. Man löst eine Gabe in einem Glas Wasser auf und »verkleppert«, das heißt rührt kräftig mit einem Plastik- oder Holzlöffel um. (Mit Metalllöffeln können die Informationen beeinträchtigt werden.) Das in Wasser gelöste Mittel gibt man zunächst in kurzen Abständen von etwa 5 Minuten, später in größeren Abständen. Es sollte erst heruntergeschluckt werden, nachdem man es eine Weile im Mund behalten hat.

Dosierung bei chronischen Erkrankungen. Bei chronischen Erkrankungen, die schon länger bestehen, braucht der Körper die arzneiliche Information zur dauerhaften Veränderung öfter. Außerdem ist auch ein Fachmann zum Ausschluss ernsterer Ursachen erforderlich. Einige Störungen können jedoch mit den aufgelisteten Mitteln gut gebessert werden, insbesondere dann, wenn ernste Erkrankungen bereits ausgeschlossen wurden.

Dosierung homöopathischer Tropfen. Immer wieder wird über falsche Dosierungen von Medikamenten berichtet, da die Angaben »Teelöffel« oder »Esslöffel« eine große Variationsbreite in der Menge zulassen. Bei der Angabe »Teelöffel« (TL) ist etwa die Menge von 5g gemeint und »Esslöffel« (EL) meint etwa 15g. Es ist immer besser, die mitgelieferten Messbecher zu benutzen. Allerdings geht von allen hier beschriebenen Arzneien kein Gefährdungspotenzial durch Überdosierung aus.

wichtig

Die in dem Text angegebenen Dosierungen sind sorgfältig aus der Roten Liste recherchiert und werden von mir in der Praxis seit vielen Jahren erfolgreich angewendet. Grundsätzlich sollte jedoch vor jeder Einnahme die Packungsbeilage gelesen werden.

Dosierung homöopathischer Komplexmittel. Dort, wo die Komplexmittel nach meiner Erfahrung in Laienhänden gute Dienste tun können, wenn die einzelnen Mittel entweder nicht ausreichend wirken oder nicht Inhalt dieses Buches sind, habe ich sie bei den einzelnen Beschwerdebil-

Welches Mittel bei komplexen Krankheitsbildern?

Komplexe Krankheitsbilder bereiten Laien erfahrungsgemäß Probleme. Es ist für den Anfänger schwer zu entscheiden, mit welchem Krankheitszeichen er jetzt beginnen sollte. Nach meiner Erfahrung hilft da, erst mal tief durchzuatmen und sich die Frage zu stellen, wo das Leid jetzt am größten ist. Leide ich oder der Patient zum Beispiel mehr unter dem Schmerz, dem Fieber oder dem Husten? Wir beginnen immer dort, wo das Leid am größten ist und geben die passende Arznei. Nun haben wir Zeit, uns um die Nebenschauplätze zu kümmern.

Hinweis: Im Gegensatz zu den komplexen Krankheitsbildern mit bedrohlichen Symptomen sind Verletzungen, Verbrennungen, Vergiftungen etc. als Notfälle allgemein bedrohlich. Die dort angegebenen Mittel dienen als erste Hilfe zur Zeitüberbrückung, bis fachärztliche Hilfe kommt.

Bei komplexen Krankheitsbildern (z. B. Erkältungskrankheiten mit Fieber, Husten, Schmerzen, Schnupfen und Heiserkeit) schauen wir zunächst bei den Zuständen nach, die am bedrohlichsten erscheinen.

Nach meiner Erfahrung wirken am bedrohlichsten: der Fieberkrampf, dann hohes Fieber mit Apathie gefolgt von den sehr schmerzhaften Zuständen wie z. B. Ohrenschmerzen, Halsentzündung und schmerzhafter Husten und dann die akute Kehlkopfentzündung. Anschließend folgen die weniger bedrohlich erscheinenden Zustände. Bei Störungen im Magen-Darm-System ist die wichtigste Beschwerde das Erbrechen mit Übelkeit und die zweitwichtigste der Durchfall, die vorrangig behandelt werden sollten.

Bei einfachen, aber komplexen Verletzungen (z. B. ein Sturz mit Prellung, blauen Flecken und Schürfwunden) wird immer zunächst nach der Schwere behandelt, wobei Arnica als erste Arznei sicher richtig ist. Danach hat man die nun notwendige Zeit, in anderen Rubriken nachzuschauen.

WICHTIG

Dosierung

- 1 Gabe entspricht bei den in diesem Buch empfohlenen Potenzen: 3–5 Globuli, 3–5 Tropfen oder 1 Tablette. Diese Dosis gilt sowohl für Erwachsene als auch für Kinder und Haustiere (von Kanarienvogel bis Reitpferd oder Elefant). Es kommt nicht auf die Menge an, sondern auf die Potenz und ihre Information.

- Ein weiterer wichtiger Punkt bei der Selbstbehandlung: Es sollte nur ein Mittel, das auch vorrätig ist, *zeitnah* gegeben werden.
- Die normale Häufigkeit der Gaben ist: 3-mal täglich bei den Potenzen bis D6/C6, 2-mal täglich bei den Potenzen bis D12/C12 und 1-mal wöchentlich bei den Potenzen D30/C30.

dern (Seite 75) mit Dosierungsangaben aufgeführt.

wichtig

Homöopathische Komplexmittel sind jedoch nicht für die notfallmäßige Akutbehandlung geeignet.

Beeinträchtigung der homöopathischen Wirkung

Über die Beeinträchtigung der homöopathischen Wirkung ist viel geschrieben worden. Die Meinungen gehen auseinander, ob bei einer homöopathischen Behandlung Kaffee, Tee, Alkohol, Nikotin, Kampfer, Menthol, Eukalyptus und andere ätherische Öle nicht verwendet werden sollten oder ob es trotz dieser genannten Substanzen zu keiner besonderen Beeinträchtigung kommt.

Bei der Selbstbehandlung im Rahmen von akuten Krankheitszuständen ist dies nicht so bedeutsam wie bei der konstitutionellen (das heißt chronischen) Behandlung. Dennoch sollten starke ätherische Öle gemieden werden. Die homöopathischen Arzneien werden bereits im Mund von der Schleimhaut aufgenommen und können so ihre Wirkung entfalten. Es ist sinnvoll, dass der Mund frei von einem Geschmack ist und die Globuli nach Möglichkeit eine Zeit lang im Mund wirken zu lassen. Es macht auch keinen Sinn, die Mittel direkt vor oder nach dem Essen, Trinken, Rauchen oder Zähneputzen einzunehmen. Wenn sich der Körper mit der Information auseinandersetzen soll, muss man ihm auch die Möglichkeit geben, dies in reiner Form zu tun. Wenn wir eine gute Musik hören wollen, lassen wir auch nicht gleichzeitig den Fernseher laufen und telefonieren dabei noch mit Freunden. Wenn keine Notsituation vorliegt, sollte man der Sicherheit halber mindestens eine halbe Stunde Abstand bis zur Verwendung von ätherischen Ölen wie Kampfer, Eukalyptus und Minze einhalten.

31

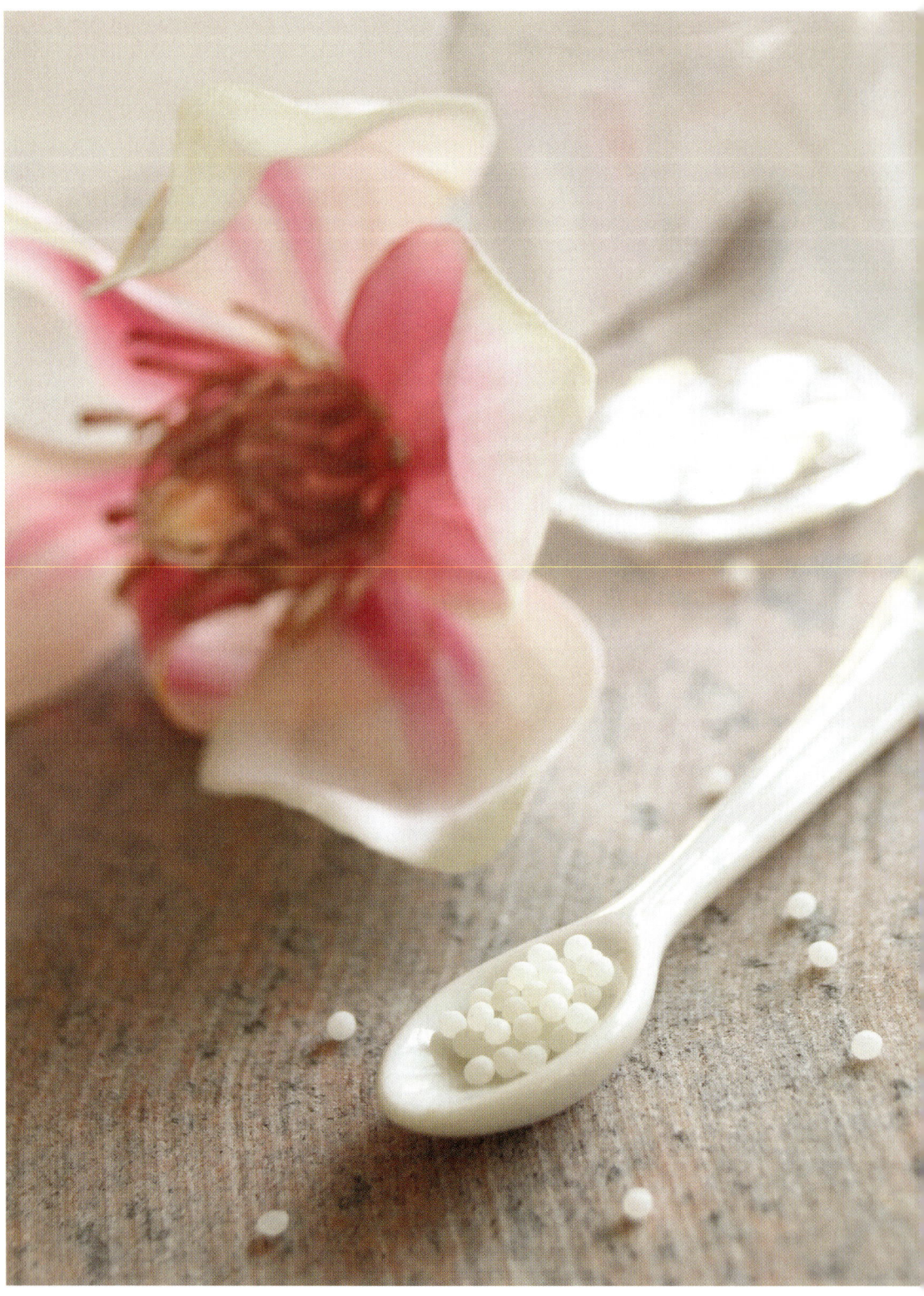

Die 20 wichtigsten homöopathischen Mittel

Die Auswahl ist bewusst auf die
20 wichtigsten Mittel beschränkt.
Die Erfahrung hat gezeigt, dass es
am Anfang für Sie effektiver ist,
wenige wichtige Mittel gut zu kennen
als viele Mittel, über die Sie nicht
viel wissen und die Sie schlecht von-
einander unterscheiden können.

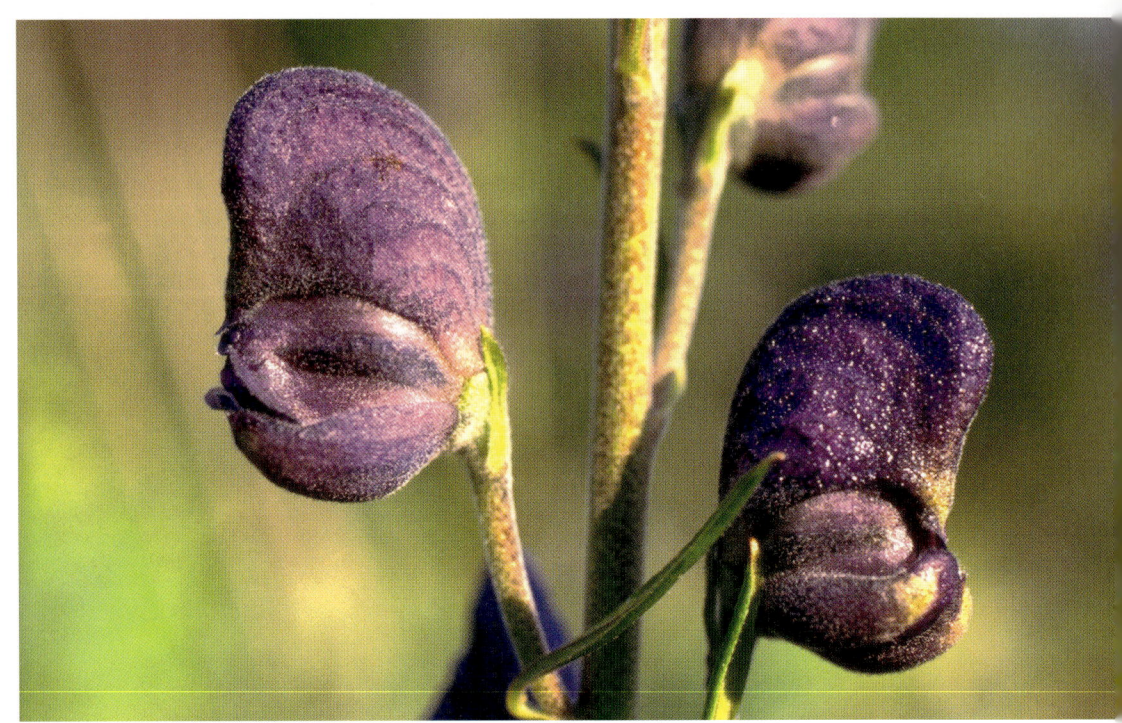

Lindert stürmischen Beginn

Aconitum napellus, der Blaue Eisenhut oder Sturmhut, wächst auf Wiesen im Gebirge. Dort auf etwa 2000 Höhenmetern ist er ständigem Wind ausgesetzt. Aconitum ist eine der giftigsten Pflanzen! Eine Vergiftung führt zu körperlicher Unruhe, später zu Krämpfen und Lähmungen mit innerem Frieren. Der Herzschlag verlangsamt sich und es kommt zu Herzenge mit Angst, Blutdruckabfall und Herz-Kreislauf-Lähmung.

Ausgangssubstanz.

Als Ausgangssubstanz für die Herstellung des homöopathischen Arzneimittels wird die ganze Pflanze mitsamt der Wurzel verwendet. Das Mittel wirkt vor allem, wenn es sofort eingenommen wird. Eine einmalige Dosis ist dann in den meisten Fällen ausreichend.

Mythologie.

Einer griechischen Sage zufolge ist die Pflanze aus dem Speichel des Kerberos (dt. Zerberus) entstanden. Als Höllenhund und Torhüter bewachte er den Eingang zur Unterwelt. Herakles musste ihn lebendig fangen und Eurystheus bringen. Beim Anblick des Tageslichtes fing der Höllenhund an, »den Geifer von sich zu speien« – daraus wuchs der Eisenhut.

Menschentyp.

Bei einer so giftigen Pflanze kann man sich im übertragenen Sinne gut vorstellen, dass der Patient, der Aconitum benötigt, seinen Zustand als sehr ernst erlebt. Bei allen Erkrankungen, die plötzlich und bedrohlich auftreten, wirkt Aconitum besonders, wenn es sofort eingenommen wird. Sehr bewährt hat es sich z.B. bei Angstattacken oder plötzlichem Panikgefühl.

Hilft bei ...

Aus dem Umstand, dass die Pflanze im Gebirge wächst, wo ein plötzlicher Wetterwechsel durch Sturm mit kaltem Wind auf den unvorbereiteten Wanderer trifft, lassen sich auch die Symptome ableiten: Die äußere Kälte veranlasst den Körper, die Haut vermehrt zu durchbluten. Die Haut wird rot und warm, bleibt aber trocken. Zusätzlich kommt es zu einem Kältegefühl mit Schauern und Frösteln.

- **Stürmischer Beginn:** bei plötzlichen Erkrankungen.
- **Plötzliche Erkältungskrankheiten:** Aconitum wird z.B. eingesetzt bei plötzlichen nächtlichen Ohrenschmerzen der Kinder, bei plötzlich auftretendem Husten oder Halsschmerzen.
- **Beginnender Schnupfen** aus völliger Gesundheit heraus.
- **Entzündungen, akutes Erkältungsfieber.**
- **Plötzlich auftretende seelische Zustände** wie Angst, Ärger, Aufregung, innere Unruhe und Herzrasen sind Beschwerden, die einer homöopathischen Behandlung mit Aconitum bedürfen.

- **Nächtliches Erschrecken mit Angst vor dem Tod** bei Kindern.
- **Wind, Föhn, trockene Zugluft** als Auslöser.

Leitsymptome.
- **Alles beginnt plötzlich,** intensiv.
- **Krankheitsverlauf ist kurz und heftig,** wird als lebensbedrohlich empfunden.
- **Heiße, rote und trockene Haut,** gerötete Wangen, kräftiger Puls.
- **Durst und Frieren:** brennender Durst, Kältegefühl mit Schauern und Frösteln.
- **Unruhe, Angst und Stöhnen.**
- **Kühlung lindert,** z.B. kalte Getränke.

Verschlimmerung: Kalte, trockene Winde; nachts, tiefes Atmen.

Besserung: Kühle, Ruhe, Schweiß, Ausatmen.

Charakteristische Kennzeichen: Heiße, rote und trockene Haut; alles beginnt plötzlich, bedrohlich; fröstelig, durstig.

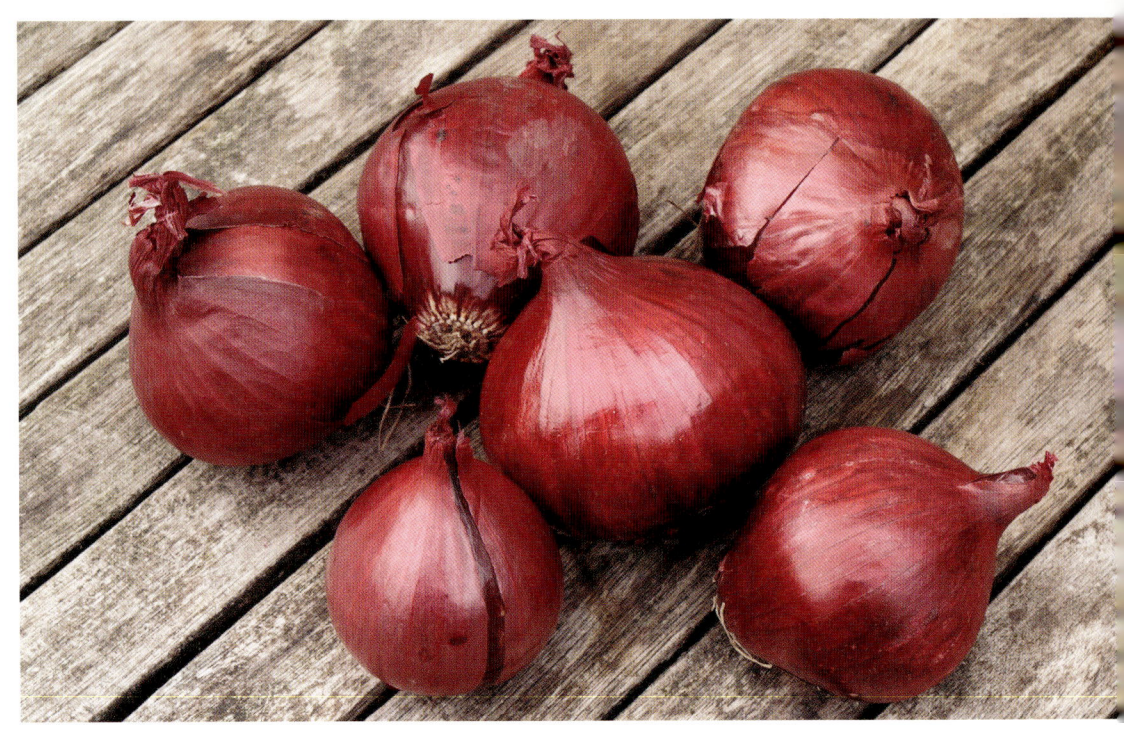

Stoppt triefende Nasen

Alle Symptome äußern sich so, wie man es vom Zwiebelschneiden kennt: milder, aber reichlicher Tränenfluss, die Nase läuft und man verspürt einen Niesreiz. An der frischen Luft treten diese Symptome nicht oder deutlich abgeschwächt auf. Überhaupt ist Allium cepa insbesondere dann angezeigt, wenn sämtliche Beschwerden draußen als milder empfunden werden.

Ausgangssubstanz.
Allium cepa, die Zwiebel, enthält ätherische Öle mit einem hohen Schwefelanteil.

Menschentyp.
Menschen, die der Arznei bedürfen, sind eher oberflächlich, niedergeschlagen und zerstreut.

Hilft bei ...

- **Heuschnupfen mit heftigem, anhaltendem Niesen,** wird durch Allium cepa gemildert.
- **Lichtscheu, die besonders in Innenräumen auftritt,** ist ein weiteres Einsatzgebiet von Allium cepa.
- Sobald die Symptome auftreten, sollte man die Arznei sofort nehmen. In Akutfällen von Heuschnupfen können alle 10–30 Minuten 5 Globuli genommen werden, andernfalls 3-mal täglich.

Leitsymptome.
- **Wässriger Fließschnupfen,** sowohl bei einer beginnenden Erkältung als auch bei Heuschnupfen mit einer ausgeprägten Tropfnase, wobei die Nasenflügel wund werden. Immer wenn die Nase wässrig tropft und man sich ein Taschentuch in die Nase stopfen möchte, ist Allium cepa die beste Arznei.
- **Stärkere Beschwerden in Innenräumen und in der Wärme** als draußen an der frischen Luft.

Verschlimmerung: In Innenräumen, bei Wärme.

Besserung: An frischer Luft, Umhergehen.

Charakteristische Kennzeichen: Wundmachender Fließschnupfen, milde Tränen.

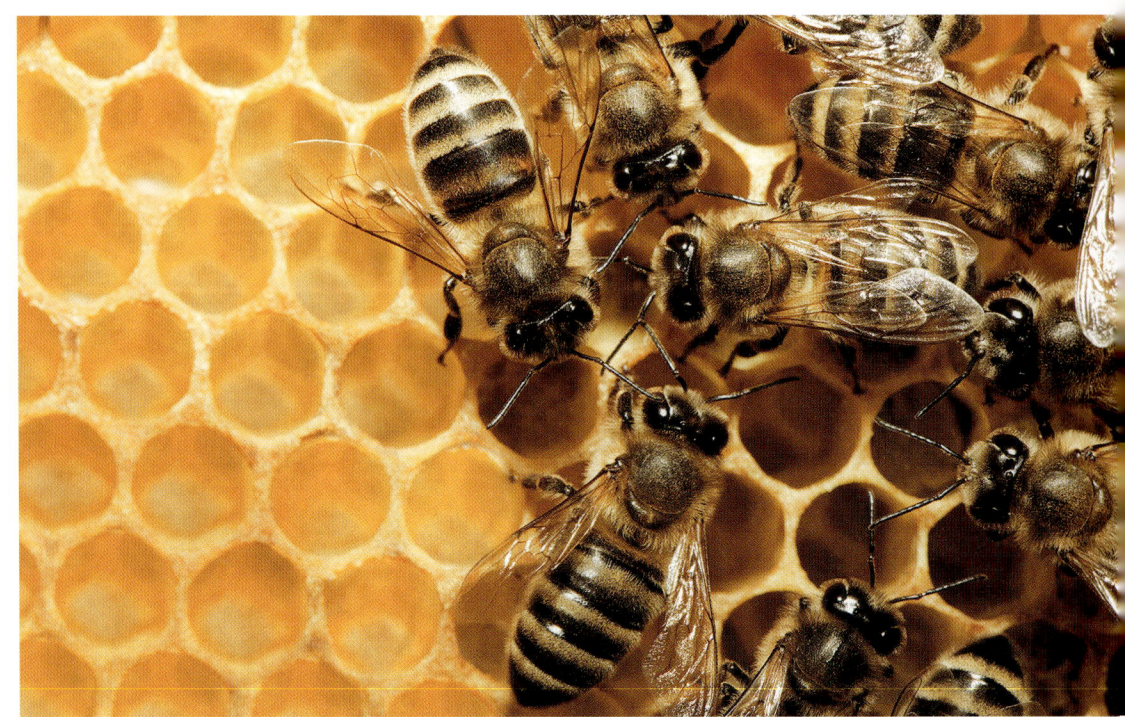

Nimmt dem Stich den Schmerz

Apis mellifica, die Honigbiene, lebt in sozialen Staaten – den Bienenvölkern. Bienen haben einen feinen Geruchssinn und ein ausgeprägtes Ortsgedächtnis. Der Hauptinhaltsstoff ihres Giftes, das Histamin, führt zur Zellschädigung mit Überwärmung und einer glasigen Schwellung. Bei einer Bienengiftallergie kann ein einzelner Stich tödlich sein.

Ausgangssubstanz.

Als Ausgangssubstanz für das homöopathische Mittel wird die ganze Biene verwendet. Jeder, der einmal von einer Biene gestochen wurde, weiß, dass innerhalb von wenigen Sekunden eine Schwellung einsetzt. Diese schwillt so lange an, bis die Hautfestigkeit keine weitere Ausbreitung mehr gestattet. Durch die Spannung sieht die Haut glasig aus. Der Schmerz ist stechend und brennend, die Haut ist gerötet und sehr berührungsempfindlich. Auf der seelischen Ebene führt dieser Zustand oft zu Unruhe, Schock oder einer veränderten Bewusstseinslage.

Menschentyp.
Menschen, die der Arznei bedürfen, sind eher blass, unruhig, verwirrt, gereizt und benommen.

Hilft bei ...

Bei den verschiedenen Krankheiten, die gut auf Apis ansprechen, kann man sich die Symptome gut merken: Stellen Sie sich vor, dort, wo die Beschwerden sind, hätte Sie ein Biene gestochen. In diesem Sinne erklären sich also die typischen Symptome folgender Beschwerden:

- **Halsentzündung:** Der Rachen ist hellrot mit glasiger Schwellung und das Zäpfchen hängt geschwollen herunter. Der Hals fühlt sich an wie zusammengeschnürt und man kann schlecht schlucken.
- **Sonnenstich, stechende Kopfschmerzen oder Hirnhautentzündung:** Ein stechender Kopfschmerz mit nächtlichem periodischen Aufschreien, begleitet von Phantasieren, Unruhe und Empfindlichkeit gegen Sonnenlicht.
- **Blasenentzündung:** Häufiger Harndrang mit Brennen und Stechen und Wundheitsgefühl beim Wasserlassen, als wäre die Harnröhre zugeschwollen.
- **Bewegungsempfindliche, entzündete, pralle Gelenkschwellung:** zusätzlich zur notwendigen medizinischen Betreuung.

- **Ödeme:** Bei allen Schwellungen durch Ansammlungen von Gewebswasser mit Berührungsempfindlichkeit der Haut sowie bei allen allergischen Erscheinungen, die mit wässriger Schwellung einhergehen.
- **Oberflächliche, leichte Verbrennungen:** fühlen sich wie ein Bienenstich an.
- **Insektenstiche:** mit harter Schwellung und glasiger Haut.
- **Bienenallergie:** Als Sofortmaßnahme oder vorbeugend.
- **Allergische Reaktion:** Der Patient ist unruhig, ängstlich und bewegungsempfindlich.

wichtig

Bei allen ernsten allergischen Reaktionen ist ärztliche Hilfe zu suchen! Die Gabe von Apis dient vorab als hilfreiche Sofortmaßnahme.

Charakteristische Kennzeichen: Heiße, brennende, trockene, geschwollene und berührungsempfindliche Haut; Patient ist apathisch und durstlos; stechende und brennende Schmerzen.

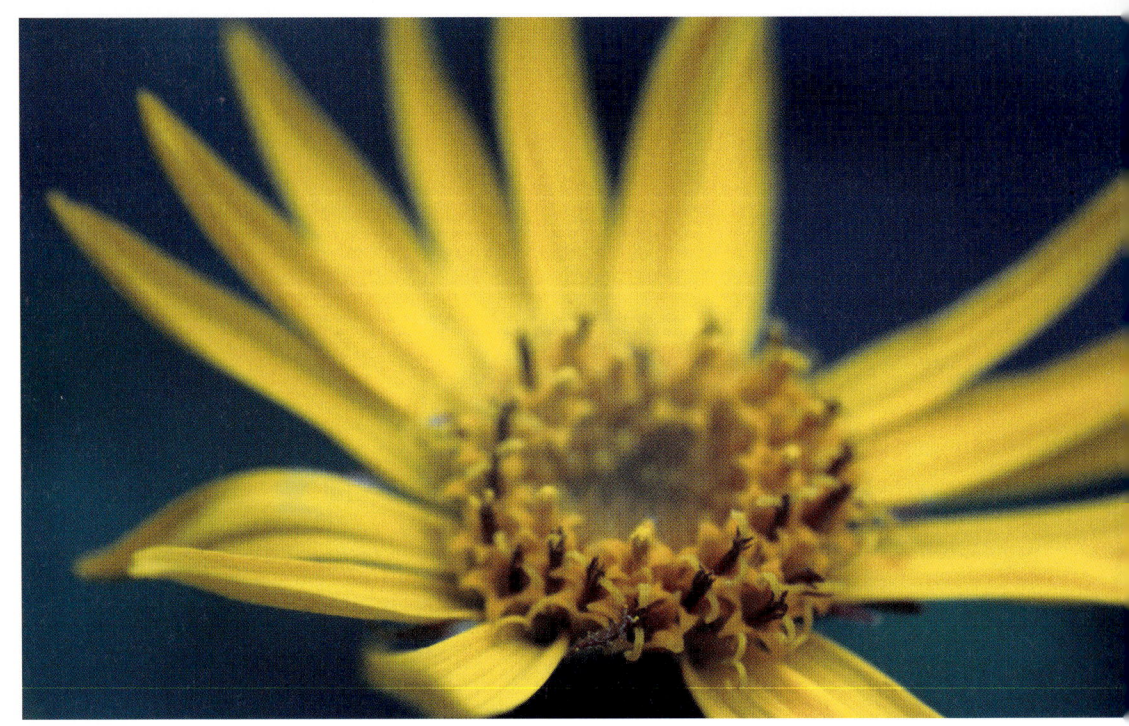

Lässt die Knochen wieder heilen

Arnica, der Bergwohlverleih, wächst im Gebirge in Höhen bis zu 2500 m auf kargen Böden. Man findet Arnica auf Bergwiesen und Hängen, die durch den exzessiven Wintersport in Mitleidenschaft gezogen wurden; dort steht sie allein, als wollte sie die Erde heilen. Arnica gehört zu den geschützten Pflanzen, die nicht gepflückt werden dürfen.

Ausgangssubstanz.

Seit dem Altertum wird sie äußerlich zur Heilung von Wunden gebraucht. Innerlich führt Arnica zu Blutdrucksenkung und Kreislauflähmung. In der Homöopathie wird die getrocknete Wurzel verwendet.

Menschentyp.

Um einen Menschen zu beschreiben, der Arnica braucht, können wir uns jemanden vorstellen, der einsam oben in den Bergen lebt und in der Lage ist, »Wohl« zu verleihen. Arnica passt zu dem Typ des

Bergbauern, der kräftig, muskulös und athletisch ist. Der als Naturbursche in der Einsamkeit lebt und nicht unbedingt Kontakt mit anderen Menschen sucht. Wenn andere Menschen bei ihm sind, möchte er eher in Ruhe gelassen werden. Er lehnt Hilfe ab und erledigt alles lieber selbst. Er schindet und überanstrengt sich dabei.

Beschwerden oder Verletzungen nimmt er nicht wahr. Erst wenn er krank ist und sich selbst nicht mehr versorgen kann, bricht das ganze Abwehrsystem zusammen: Er wird empfindlich für Berührung, die ihm dann sogar Schmerz bereitet – selbst das Bett empfindet er als zu hart.

Hilft bei ...

- **Alle Formen von Verletzungen durch Unfälle:** einfache, stumpfe Verletzungen, Quetschungen, Prellungen, blaue Flecke, Blutergüsse, Blutungen, Verrenkungen, Verstauchungen, Knochenbrüche oder schwere Mehrfachverletzungen.
- **Vor jeder notwendigen Operation** (auch Zahnextraktionen) sollte Arnica gegeben werden. Es mildert die Zerschlagenheit, den Schmerz und vermindert die Blutungsneigung.
- **Zerschlagenheitsgefühl oder Muskelkater** infolge körperlicher Überlastung, z. B. durch unverhältnismäßig viel Sport.
- **Erlittener Unfallschock ohne eigenes körperliches Ereignis,** z. B. bei Augenzeugen eines schweren Unfalls.
- **Seelische Verletzungsereignisse,** die stärker sind als die körperliche Verletzung, wie z. B. Misshandlung.
- **Schlaganfall, Gehirnerschütterung, Bluthochruck und Herzenge** (Angina pectoris): zusätzlich zur notwendigen schulmedizinischen Behandlung.

- **»Kämpfernaturen«:** Kinder, die sich ständig verletzen und verletzlich sind und die sich gern zurückziehen.
- **Kinder, die ständig blaue Flecken, ramponierte Schienbeine und Schrammen haben.**

Leitsymptome.
- **Überempfindlichkeit,** alles ist zu hart, selbst das Bett.
- **Zerschlagenheitsgefühl,** alles schmerzt; wundes, lahmes Gefühl.
- **Sagt, alles sein in Ordnung.**
- **Wiederkehrende blaue Flecke (bläulichschwarz)** beim geringsten Anlass.

Verschlimmerung: Liegen, Erschütterung, Berührung, Sonne.

Besserung: Bewegung, Lagewechsel.

Charakteristische Kennzeichen: Rot, wie zerschlagen, berührungsempfindlich, wie gequetscht; Erschütterungsschmerz; Gefühl von Überanstrengung.

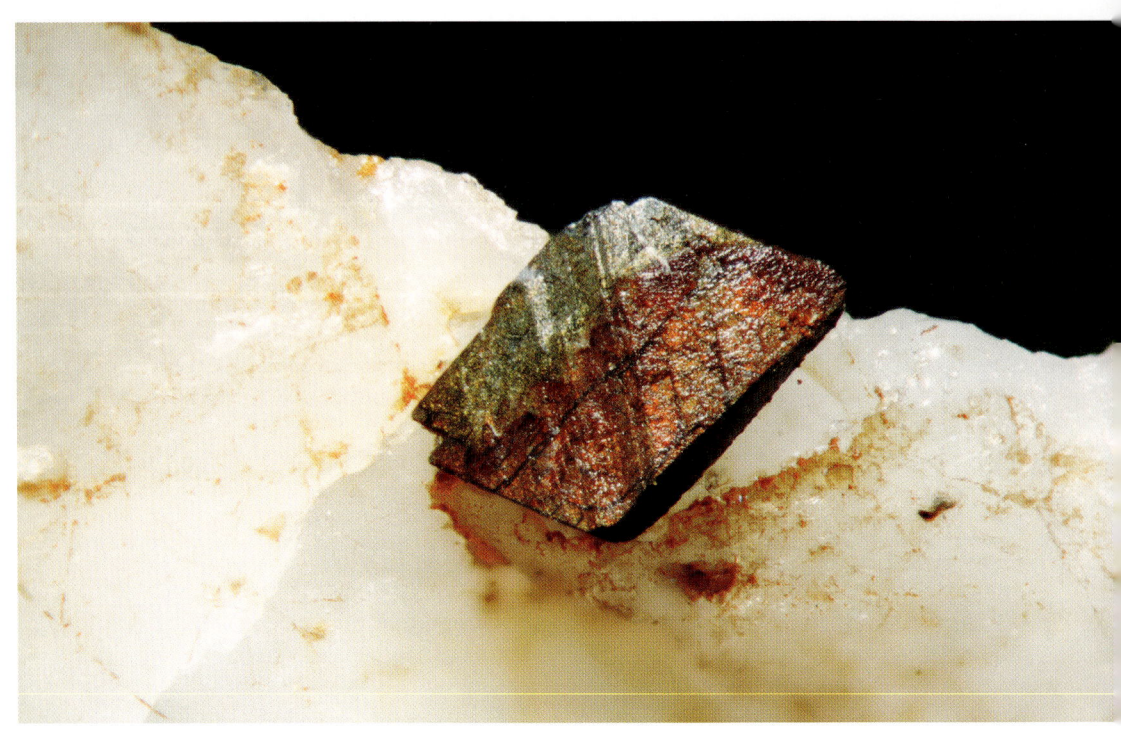

Mildert Brennen

Arsenicum album ist ein Metall, das sich ständig im Zustand des Zerfalls und der Auflösung befindet. Symbolisch ist in diesem Mittel ganz viel von Tod und Sterben enthalten, wenn die Symptome sehr ausgeprägt sind. Der Zustand ist ernst und der Patient fühlt sich verlassen.

Ausgangssubstanz.
Früher wurde Arsenik hauptsächlich als Schädlingsbekämpfungsmittel eingesetzt, als Rattengift oder als Spritzmittel für Obst. Eine Arsenvergiftung löst heftigen Brechdurchfall mit Leibschmerzen aus und verursacht später Mundtrockenheit mit großem Durst. Der Betroffene hat eiskalte Hände und Füße, er ist leichenblass und fühlt sich todelend.

Ausgangssubstanz homöopathischer Arzneimittel ist weißes Arsenik (Arsentrioxid). Arsen fällt als Nebenprodukt bei der Gewinnung von Gold, Kupfer, Blei und Cobalt an.

Menschentyp.
Der Mensch, der konstitutionell Arsenicum braucht, ist ein eher fahler, blasser Typ mit kalter, trockener Haut. Er ist eher konservativ, pünktlich und gepflegt. Ein typischer Arsenicum-Patient könnte Bibliothekar oder Notar sein oder ein überkorrekter Beamter, den man sich zwanghaft und gleichzeitig distanziert vorstellt.

Hilft bei ...

- **Lebensmittelvergiftungen** (Fleisch, Eis, Obst) mit Brechdurchfall: Hier ist Arsenicum das wichtigste Mittel. Der Patient ist totenblass, zeigt einen starken Kräfteverfall oder gar völlige Erschöpfung. Er friert und verlangt nach Wärme, jedoch nicht am Kopf.
- **Magen-Darm-Infektionen:** Oft tritt dieser Zustand als unvermeidliche Erinnerung bei Asienreisenden auf, die den Hygienezustand der örtlichen Speisen überschätzen. Arsenicum gehört daher zwingend in jede Reiseapotheke!
- **Sterbebegleitung:** Arsenicum kann Sterbenden in der letzten Phase des Abschieds helfen, wenn sie schon weit weg sind, aber doch noch nicht loslassen können. In alten Homöopathiebüchern findet sich der Hinweis: »will nicht, dass man mit ihm spricht, will aber auch nicht, dass man ihn verlässt«.

Leitsymptome.
- **Brennende Schmerzen:** z. B. brennende Bindehautentzündung, brennende Magenschmerzen, Brennschmerz bei Gürtelrose oder Sonnenbrand.
- **Brennender Durst** auf häufige, kleine Schlucke eines warmen Getränks.
- **Große Schwäche** bis zur Erschöpfung.
- **Angst** (um die Gesundheit, vor dem Alleinsein, vor dem Tod) und Unruhe.
- **Frieren.**
- **Trockener Mund.**

Verschlimmerung: Kälte, besonders kalte Getränke, Wärme, Trinken.

Besserung: Kleine Schlucke warmer Getränke.

Charakteristische Kennzeichen: Haut ist blass, kaltschweißig; Patient ängstlich, ruhelos, todelend; Lebensmittelvergiftung.

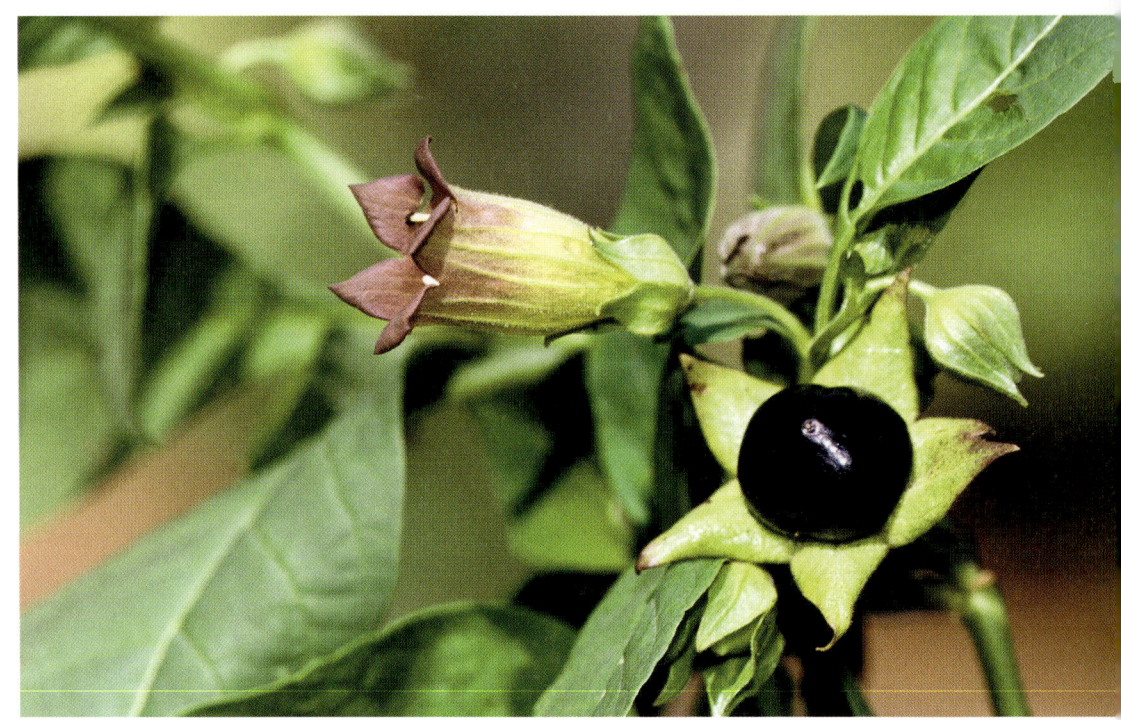

Begegnet trockener Hitze

Atropa Belladonna, die Tollkirsche, ist ein Nachtschattengewächs und enthält das Gift Atropin. Die Wirkung ist eine Hemmung des parasympathischen Nervensystems, wodurch der Sympathikus als Gegenspieler überwiegt. Folgen einer Vergiftung sind: beschleunigter Herzschlag, erweiterte Pupillen (Augen auf die Ferne eingestellt, Blendung), Benommenheit bis hin zu starken Bewusstseinsstörungen mit Halluzinationen (Delirien) sowie trockenen Schleimhäuten.

Ausgangssubstanz.
Atropin wird von der Schulmedizin in Notfällen und für Untersuchungen am Augenhintergrund eingesetzt. Als Ausgangssubstanz für homöopathische Arzneimittel wird die frische Pflanze mitsamt der Wurzel verwendet.

Mythologie.
Schon im alten Rom haben sich Frauen Belladonna in die Augen getropft, um durch die großen Augen ihre Schönheit zu unterstreichen. Daher rührt auch der Name Belladonna (»schöne Frau«).

Hilft bei ...

- **Entzündungen oder Erkältungen:** Belladonna folgt oft auf die vorherige Behandlung mit Aconitum.
- **Mittelohrentzündung und Halsentzündung** (Angina) mit hellrot glänzendem Rachen und mit heftigem nächtlichem Schmerz.
- **Trockene Schleimhäute:** Sei es bei Schnupfen, der nicht fließen will, trockener Nase, trockenem Husten und Trockenheit im Kehlkopf oder der Speiseröhre – Belladonna wird die Sekrete zum Fließen bringen.
- **Klopfende Migräne** im Stirnbereich mit Blutfülle im Kopf.
- **Schlafstörungen,** besonders bei geräuschempfindlichen und ängstlichen Kindern.
- **Schlechte Träume** mit unangenehmen Erscheinungen oder bei Kindern, die von Tieren träumen.
- **Verdacht auf Scharlach, Masern oder Keuchhusten:** Wenn diese Erkrankungen z. B. gerade im Kindergarten ausgebrochen ist.

Leitsymptome.
- **Verschlimmerung nachts:** Wie bei allen homöopathischen Arzneien aus Nachtschattengewächsen sind sämtliche Symptome nachts schlimmer.

- **Pulsierende, klopfende, krampfartige Schmerzen.**
- **Hitze und Röte** und starker Blutandrang zum Kopf mit einem hochroten Gesicht.
- **Weite Pupillen** und Lichtscheu.
- **Kalte Hände und Füße.**
- **Frieren** trotz Fieber und Schwitzen.
- **Trockener Mund ohne Durst.**
- **Überempfindlich auf Sinnesreize.**
- **Heftige, intensive Krankheitserscheinungen,** die **wellenförmig** auftreten und kommen und gehen. Sofern das Mittel erst gut gewirkt hat, die Wirkung dann aber wellenförmig nachlässt, sollte in häufigeren Abständen eingenommen werden (etwa alle 8 Stunden).
- **Zugluft, nasse Haare oder Abkühlung** sind z. B. häufige Auslöser für Beschwerden, die Belladonna bedürfen.

Verschlimmerung: Nachts, Erschütterung, Berührung.

Besserung: Wärme.

Charakteristische Kennzeichen: Haut ist rot, heiß, schwitzend; Patient ist benommen, hat weite Pupillen, trockene Schleimhäute; plötzlich, heftig.

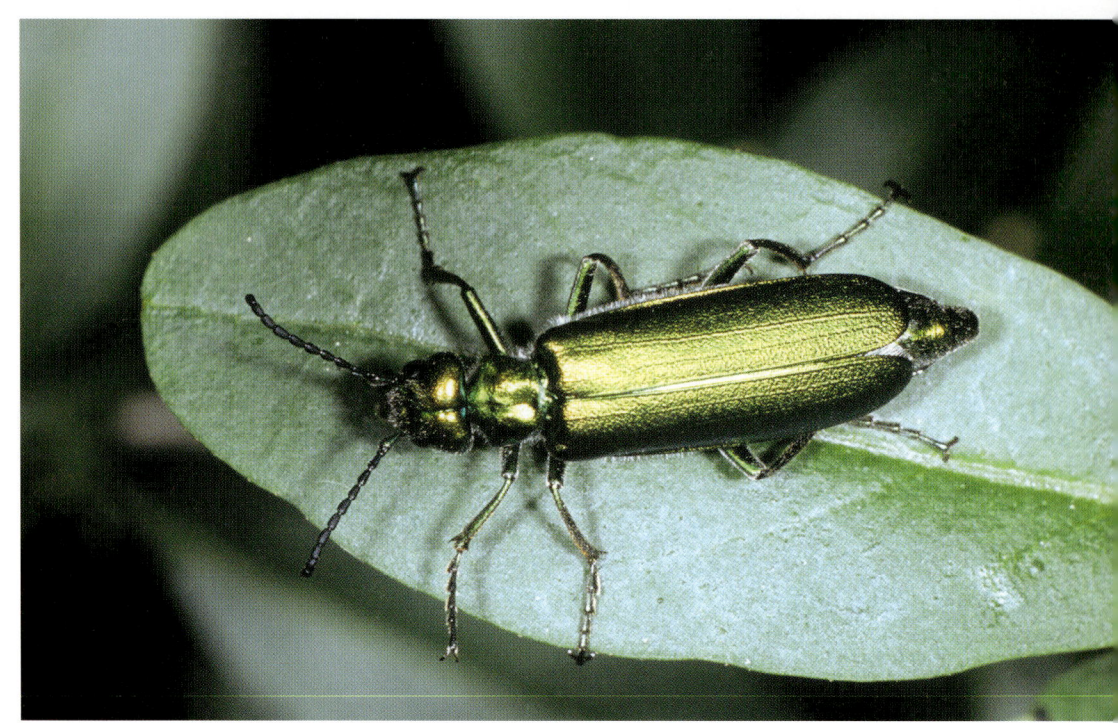

Cantharis (Die Spanische Fliege)

Lässt Blasen weichen

Cantharis, die Spanische Fliege, ist eigentlich ein Käfer. Bei Berührung mit seinem Gift, bilden sich dicke Blasen auf der Haut. Schon Hippokrates beschrieb die Verwendung dieses Gifts zur Ausleitung einer Entzündung. Auch heute wird es noch therapeutisch als Kantharidenpflaster in der Naturheilkunde eingesetzt.

Ausgangssubstanz.
Eine innerliche Einnahme des Gifts führt zu Entzündungen der Harnwege mit Brennen, Krämpfen und erhöhtem sexuellen Verlangen. Daher wurde die Substanz auch lange Zeit als Aphrodisiakum genutzt.

In der Homöopathie wird der getrocknete, pulverisierte Käfer zur Herstellung des Arzneimittels verwendet.

Menschentyp.
Menschen, die der Arznei bedürfen, sind eher ruhelos, heftig, potenziell gewalttätig und neigen zu Widerspruch.

Hilft bei ...

- **Berührungsempfindliche Hauterscheinungen mit Blasen:** z.B. bei Bläschenekzemen oder bei Marschblasen (durch falsches Schuhwerk).
- **Verbrennungsblasen** (Verbrennung 2. Grades) und bei Verbrühungen.
- **Blasen nach Sonnenbrand,** bei gleichzeitigem Verlangen nach Kühlung.
- **Blasen- und Harnröhrenentzündungen,** besonders wenn diese akut und heftig sind.
- **Halsschmerzen mit einem Brennen in Mund, Rachen und Kehle,** verbunden mit Durst.
- **Eierstockzysten:** Auch hier hat sich Cantharis bewährt.

Leitsymptome.
- **Brennende, stechende Schmerzen.**
- **Bläschenbildung.**

- **Reiben bessert:** Auffällig ist, dass ein Reiben in der Umgebung der Blasen, den Schmerz lindert.
- **Häufiger Harndrang,** wobei der Urin aber nur tröpfchenweise kommt, eventuell mit Nierengrieß.
- **Brennen** während und nach dem Wasserlassen.

Verschlimmerung: Berührung, beim Wasserlassen.

Besserung: Reiben, Ruhe, Wärme.

Charakteristische Kennzeichen: Blasenentzündung, starkes Brennen mit Stechen, bei Blasen.

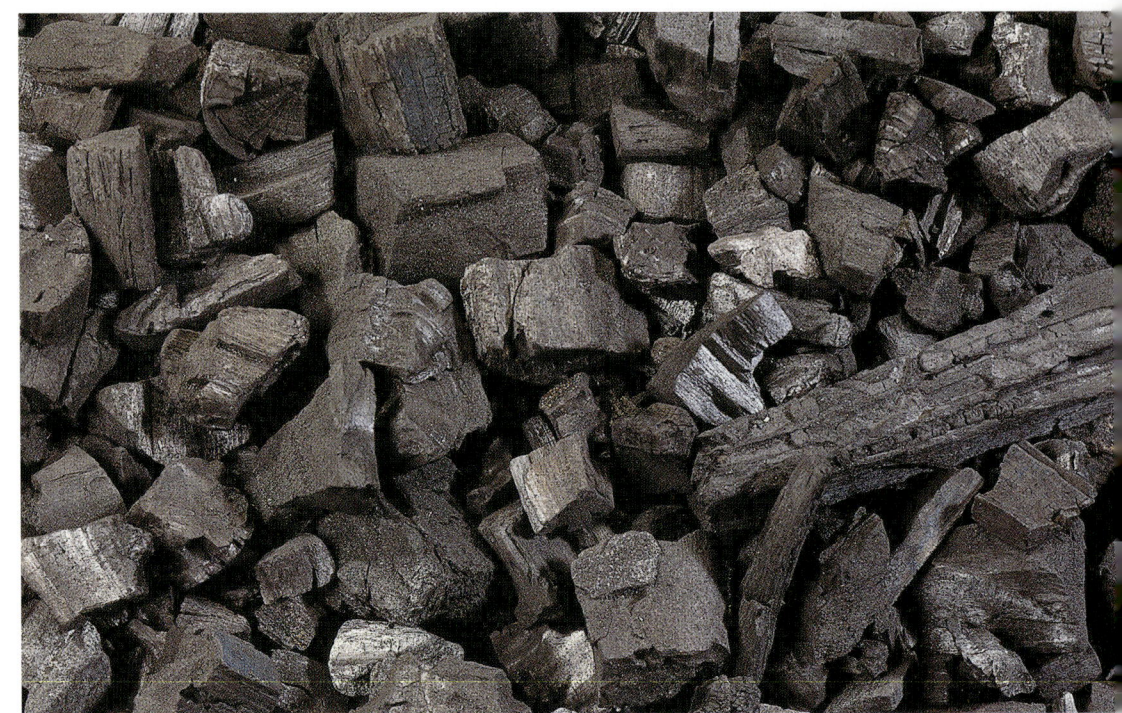

Bringt Luft und befreit

Holzkohle wird seit Jahrhunderten in großen Meilern durch Verkohlung unter Sauerstoffabschluss hergestellt. Um sie zum Brennen zu bringen, benötigt man jedoch sehr viel Sauerstoff (Puste). Ohne Luftzufuhr verglimmt sie und zeigt keine Wirkung. In der Medizin wird Holzkohle zur Bindung von Giften (durch Adsorption) zur Entschlackung eingenommen.

Ausgangssubstanz.
Carbo vegetabilis wird aus Birken- oder Buchenholzkohle hergestellt.

Menschentyp.
Menschen, die der Arznei bedürfen, sind eher lustlos, müde, selbstmitleidig, trocken. Die Carbo-vegetabilis-Patienten fühlen sich schlapp, am Ende ihrer Kräfte. Sie haben eine blassblaue Hautfarbe, ihnen fehlt der Sauerstoff und sie haben das Gefühl, sie müssen sich Luft zufächeln, weil ihnen die Luft ausgegangen ist.

Hilft bei ...

Bei Menschen, die Carbo vegetabilis als homöopathische Arznei benötigen, ist die Luft im Körper nicht mehr an der eigentlich vorgesehenen Stelle:

- **Atemnot:** Im Brustraum fehlt sie zur Atmung, was sich in Form von Kurzatmigkeit und Asthma mit Erstickungsangst äußert.
- **Auftreibung des Bauches:** Im Bauchraum sammelt sich dagegen zu viel Luft, die als Blähungen oder Aufstoßen entweicht – wobei dies glücklicherweise erleichtert.
- **Herzbeschwerden(Roemheld-Syndrom):** Die übermäßige Luft im Bauch drückt das Zwerchfell nach oben und behindert so die Atmung und drückt auch auf das Herz. Durch dieses Zusammendrücken kommt es zu funktionellen Fehlfunktionen: Das Herz schlägt unregelmäßig und verursacht Beschwerden wie bei einer ernsten Herzerkrankung.
- **Kreislaufkollaps:** Carbo vegetabilis wird auch eingesetzt bei erlittenem Kreislaufkollaps infolge einer Nahrungsmittelallergie, die mit Frieren und blauer Haut einhergeht.

- **Durchfall:** Bei stinkendem und schwächendem Sommerdurchfall, oft mit Kreislaufschwäche, ist Carbo vegetabilis angezeigt.
- **Lufthunger:** Besonders alten, geschwächten Menschen, denen die Luft knapp wird und die sich Luft zufächeln müssen, hilft die Gabe von Carbo vegetabilis Auffällig ist ihr ausgeprägtes Verlangen nach frischer Luft.

Leitsymptome.
- **Aufstoßen, Blähungen.**
- **Zufächeln von Luft bessert.**
- **Abneigung gegen Fett und Milch,** wobei die Milch zu Blähungen führt.
- **Große Schwäche** bis hin zur Kollapsneigung mit kaltem Schweiß.
- **Blaufärbung** und **Kälte** der Haut.

Verschlimmerung: Milch, Fett, Alkohol.

Besserung: Aufstoßen, Windabgang, Ruhe, Zufächeln von Luft.

Charakteristische Kennzeichen: Schlapp, Verlangen nach frischer Luft, Aufstoßen, Blähungen.

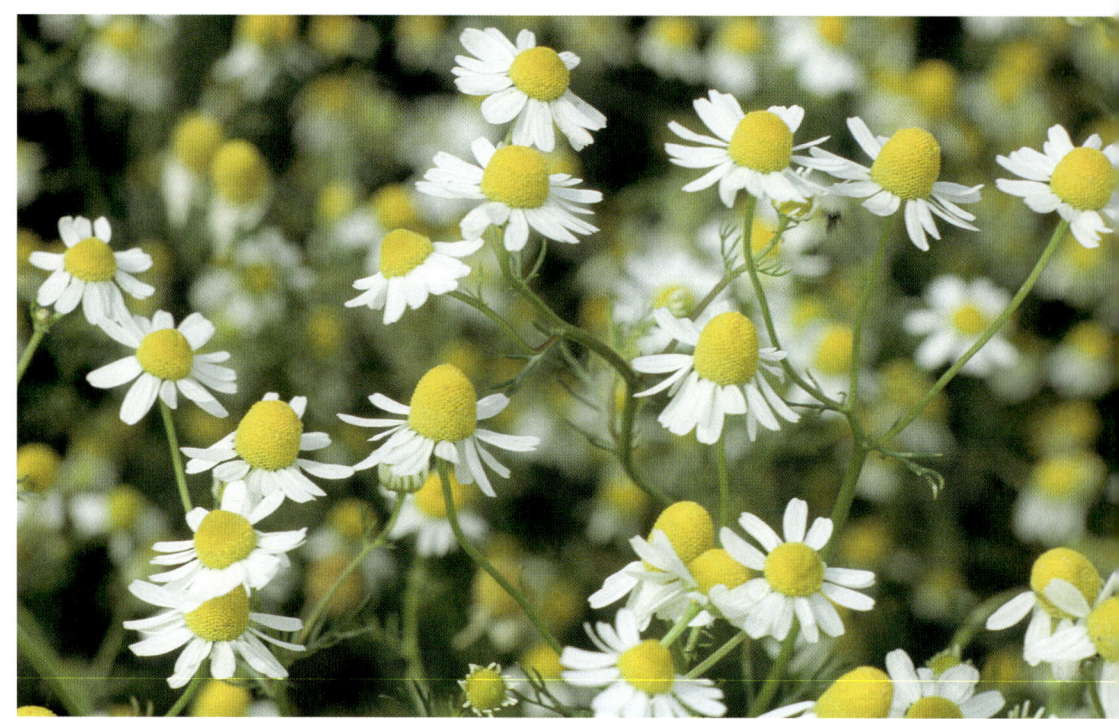

Chamomilla (Die Kamille)
Trägt den Patienten

Chamomilla, die Kamille, war schon den alten Griechen wegen ihrer
krampflösenden, beruhigenden und entzündungshemmenden Eigenschaften bekannt. Wobei hingegen bei einer Überdosierung eine vermehrte
Reizbarkeit beschrieben wird.

Ausgangssubstanz.
Die ganze frische Pflanze wird als Ausgangssubstanz für homöopathische Arzneimittel verwendet.

Menschentyp.
Menschen, die Chamomilla benötigen, sind eher unleidlich, launenhaft, man kann ihnen nichts recht machen. Sie sind ärgerlich, reizbar, überempfindlich gegen Schmerzen und wollen weder angerührt, angesehen noch angesprochen werden. Alle Reaktionen auf Ereignisse, körperlicher oder seelischer Art, sind »hysterisch« verstärkt.

Die Kinder wollen nicht ins Bett, schlafen nicht ein, obwohl sie todmüde sind. Sie schreien hemmungslos, lassen sich nicht beruhigen. Sie wollen herumgetragen werden, schlagen nach der Mutter, verlangen nach Dingen und werfen sie dann weg. Sie wissen nicht, was sie wollen. In dieser Situation ist Chamomilla die erste Arznei, an die Sie denken sollten.

Hilft bei ...

Chamomilla ist das wichtigste Kindermittel. Es ist umso wirksamer, je jünger die Kinder sind. Es wird eingesetzt bei allen Störungen der Säuglinge. Und ebenfalls, wenn die Eltern durch das leidende Kind an ihre eigene Belastungsgrenze kommen.

Einige Kinder sprechen jedoch trotz eindeutiger Symptome nicht an. Die Wirkung der Arznei ist kürzer als bei anderen Mitteln.
- **Zahnungsbeschwerden.**
- **Einschlafstörungen.**
- **Durchfall,** besonders auch während des Zahnens.
- **Bauchschmerzen:** Hilfreich ist Chamomilla bei Bauchkrämpfen, beim Pförtnerkrampf oder der Blähungskolik, die gleich nach dem Essen entstehen.
- **Fieber mit Kälteverlangen.**

- **Mittelohr- oder Mandelentzündung,** die anfallsweise auftritt und mit heftigen zum Ohr ziehenden Schmerzen verbunden ist.

Leitsymptome.
- **Weinerlich und wütend.**
- **Eine Wange ist rot und heiß,** die andere ist hingegen blass und kalt.
- **Grüner Durchfall,** schleimig und wundmachend.
- **Kalte Luft** ist häufiger Auslöser für die Beschwerden.

Verschlimmerung: Hitze, Ärger, Trost.

Besserung: Umhergetragen werden.

Charakteristische Kennzeichen: Weinerlich, verdrießlich, reizbar, Krämpfe, Kindermittel.

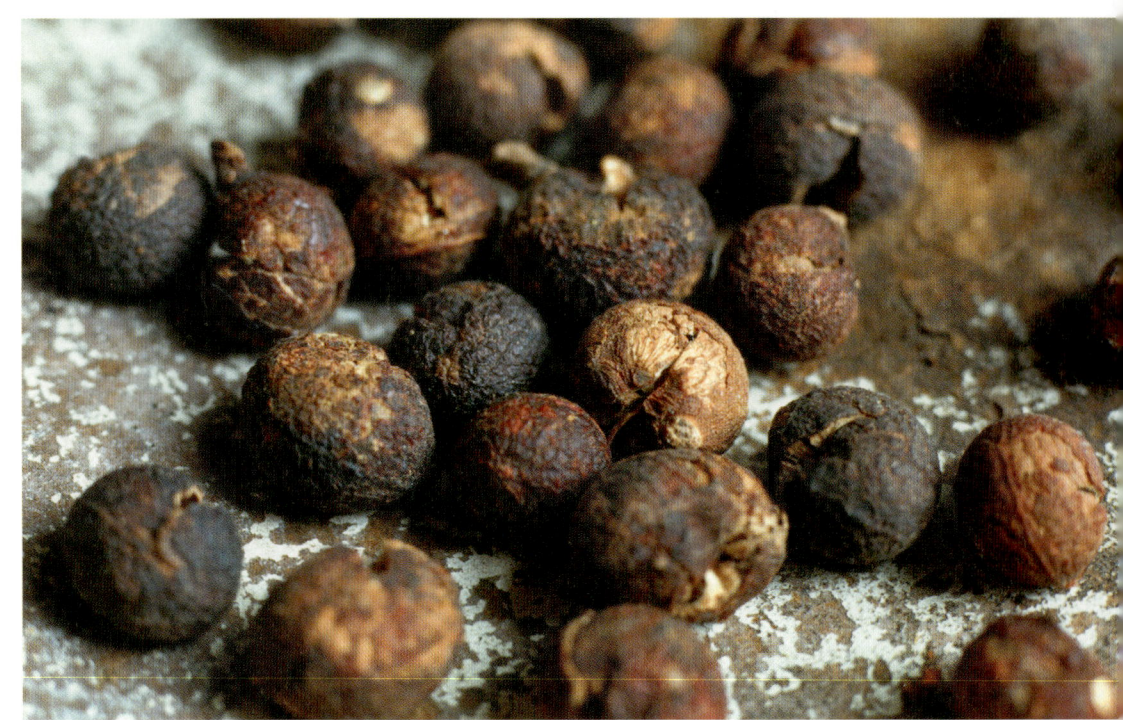

Cocculus (Die Kockelskörner)
Schafft Balance

Cocculus ist eine asiatische Schlingpflanze. Im Mittelalter wurde sie zum Fischfang benutzt, indem man die zerstoßenen Körner ins Wasser warf. Die Fische wurden durch den Verzehr der Körner schwindlig und betäubt – als Folge schwammen sie mit dem Bauch nach oben. Die Fischer konnten sie sodann mit der Hand fangen.

Ausgangssubstanz.
Die Einnahme von Cocculus führt zu Vergiftungserscheinungen in Form von Krämpfen und Nervenerregung mit Schweiß und erhöhtem Blutdruck. Zusätzlich kommt es durch die Erregung des Gleichgewichtsorgans zu nicht magenbedingter Übelkeit und Erbrechen. Der Patient kann sich nicht aufrecht halten, Kopfheben führt zu Schwindel, er ist leicht erregbar, zuckt beim leisesten Geräusch zusammen und wird depressiv.

Zur Herstellung des Homöopathikums werden die pulverisierten Samen in Alkohol gelöst.

Menschentyp.
Menschen, die der Arznei bedürfen, sind eher erschöpft, verwirrt, nervös, überempfindlich, überreizt und haben zu nichts Lust. Auf geistige Anstrengung und Schlaflosigkeit reagieren sie mit Unruhe.

Hilft bei ...

- **Schwindel und Übelkeit:** Cocculus ist das wichtigste homöopathische Mittel bei Schwindel und Übelkeit durch Störung des Gleichgewichtsorgans, insbesondere bei Reisekrankheit durch Autofahren oder Seekrankheit. Außerdem bei Schwindel oder Benommenheit beim Aufstehen sowie durch Schwäche in der Halsmuskulatur.
- **Schwangerschaftserbrechen:** Bei Übelkeit bereits beim Gedanken an Essen bringt Cocculus häufig Linderung.
- **Unruhe:** Kinder, die durch zu viel Fernsehen konzentrationsschwach sind und einen gestörten Schlaf haben, und Kinder, die hampeln oder häufig Schulkopfschmerz haben, können von Cocculus profitieren.
- **Abgeschlagenheit und Verkatertsein,** z. B. infolge von Übernächtigung.

- **Verwirrtheit:** Auslöser für das Gefühl, »ein Brett vor dem Kopf zu haben«, und für Schusseligkeit kann zu viel Fernsehen oder lang dauernde Computerarbeit sein – auch hier hilft Cocculus.

Leitsymptome.
- **Schwindel mit großer Übelkeit und Erbrechen,** sobald man sich bewegt.
- **Nervosität,** Überreiztheit und Unruhe.

Verschlimmerung: Alkohol, Fernsehen, Bewegung, Übernächtigung, Fahren, Schreck, Ärger.

Besserung: Liegen, Stille, Ruhehalten.

Charakteristische Kennzeichen: Reiseschwindel, Übelkeit, »Brett vorm Kopf«.

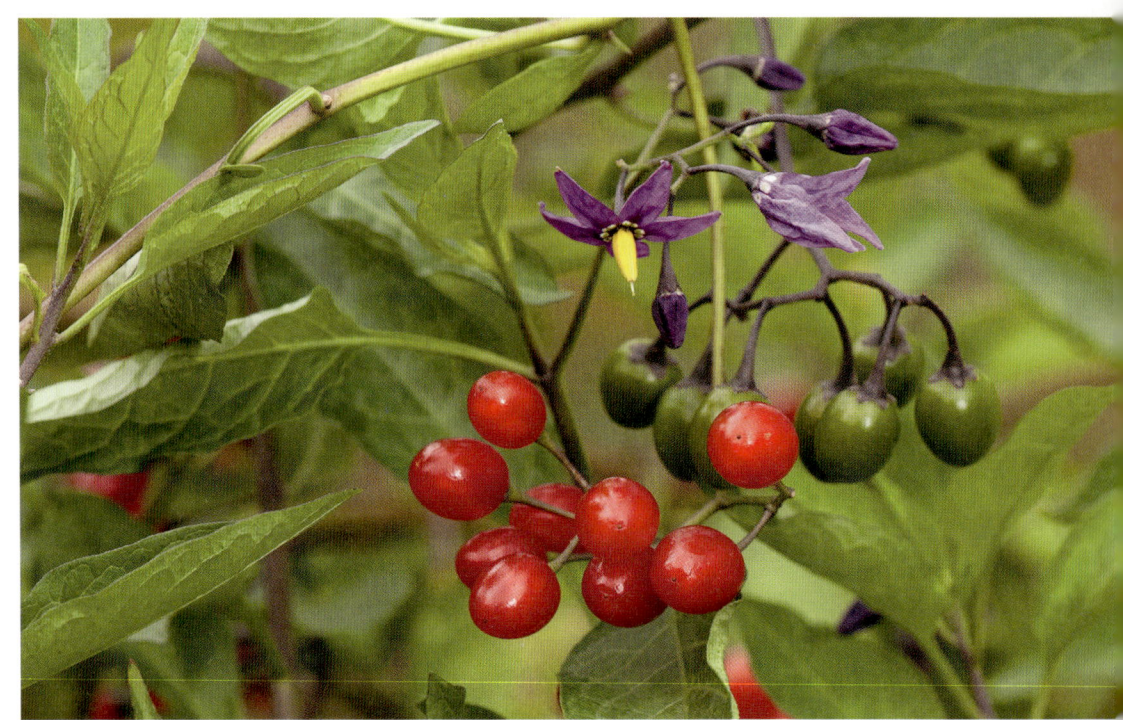

Nach Kälte und Durchnässung

Dulcamara, der Bittersüß, ist ein Nachtschattengewächs, das in Europa in bewegten Gewässern, an Ufern und feuchten, schattigen Standorten vorkommt. Der Name leitet sich aus dem Umstand ab, dass bei der Einnahme aus den Bitterstoffen Zucker frei wird und sich beide Geschmacksrichtungen nacheinander entfalten.

Ausgangssubstanz.
Für die Herstellung des homöopathischen Arzneimittels wird die oberflächliche Pflanze vor der Blüte in Alkohol mazeriert.

Menschentyp.
Menschen, die der Arznei bedürfen, sind eher rundlich, frostig und lieben Wasser.

Hilft bei ...

- **Erkältung:** Dulcamara hat als Pflanze einen tiefen Bezug zum Wasser. So wird es als homöopathisches Mittel bei dem Gefühl eingesetzt, sich erkältet zu haben als Folge von Durchnässung und Unterkühlung. Wenn man z. B. von nasskaltem Regen nach einem warmen Tag völlig durchnässt wird, weil man keine Regenkleidung dabei hatte. Oder, wenn Kinder zu lange nasse Badesachen anlassen und/oder lange auf kalten Steinen sitzen. Insbesondere Jugendliche, die oft noch kein Gefühl für lang dauernde Kälte und Nässe haben, sind häufig betroffen. Rechtzeitig eingenommen, beugt die Arznei der drohenden Erkältung und Blasenentzündung vor.
- **Blasenentzündung:** Dulcamara wird eingesetzt bei einer gereizten Blase als Folge von kalten Füßen oder Erkältung durch Nässe, einhergehend mit Blasenkrampf und Schmerzen in der Harnröhre beim Urinieren.
- **Verschleimung:** Bewährt ist das Mittel auch bei Schleim, entweder aus der Nase bei Schnupfen oder beim Husten aus den Bronchien.

- **Gliederschmerzen:** Ebenfalls ist Dulcamara ein bewährtes Mittel bei Steifigkeit der Glieder mit Zerschlagenheitsgefühl, das sich durch kräftige Bewegung bessert, oder Rheuma bei Wetterwechsel.
- **Bei Hautausschlägen,** die wie Flohstiche aussehen, sowie bei Juckreiz, Nesselausschlag und bei der seltenen Kälteallergie ist Dulcamara eine vielversprechende Option.

Leitsymptome.
- **Knochen- und Muskelschmerzen,** Zerschlagenheitsgefühl.
- **Schleim:** mild, dick, grün, aber locker und geschmacklos.

Verschlimmerung: Kälte, Nässe; Feuchtigkeit, kaltes Wetter.

Besserung: Kräftige Bewegungen, Wärme.

Charakteristische Kennzeichen: Folgen von Durchnässung, Kühle.

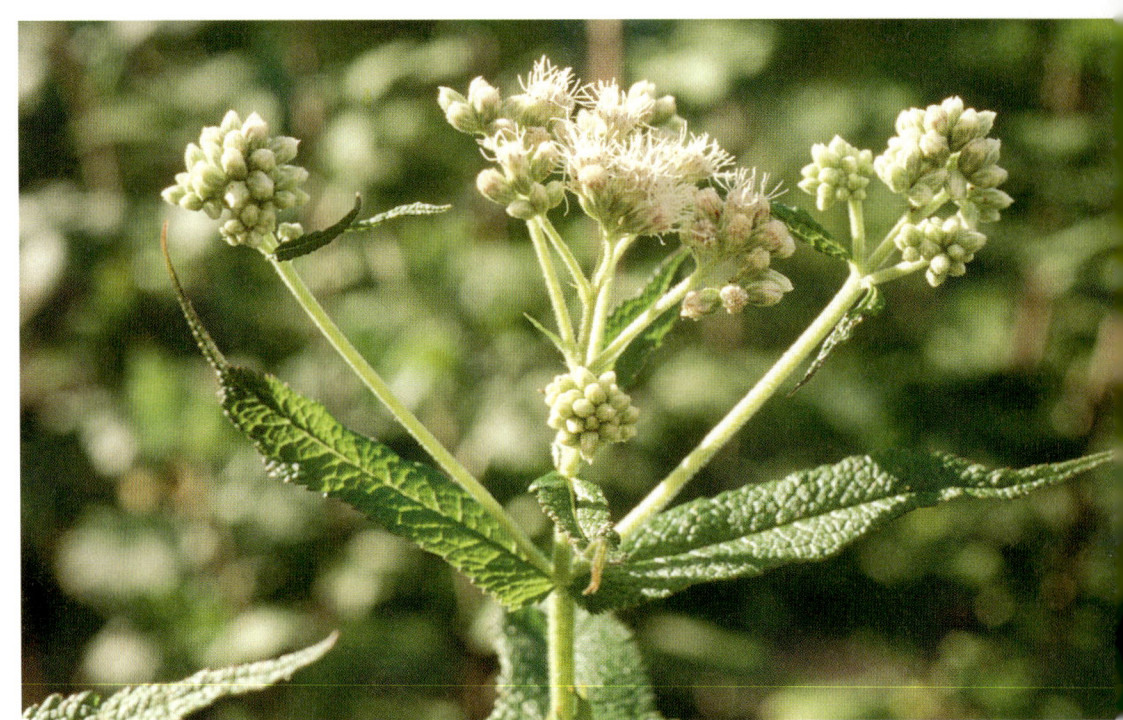

Eupatorium perfoliatum (Der Wasserhanf)

Heilt die Knochen

Eupatorium perfoliatum, der Wasserhanf, ist eine nordamerikani-
sche Pflanze, die an Seen und Bächen wächst. Sie wird umgangssprach-
lich »Knochenheil« genannt und wurde in der Volksmedizin bei Malaria,
Gliederschmerzen und Erkältung eingesetzt.

Ausgangssubstanz.
Als Ausgangssubstanz für das homöopathische Arzneimittel wird der oberirdische Teil der blühenden Pflanze verwendet.

Menschentyp.
Menschen, die der Arznei bedürfen, sind bei Fieber eher ruhelos und stöhnen.

Hilft bei ...

- **Gliederschmerzen:** Eupatorium ist die häufigste Arznei bei »Grippe«: Die Knochen und Muskeln fühlen sich wie zerschlagen oder verrenkt an, oft begleitet von Fieber mit Schüttelfrost oder periodischem Fieber, das morgens höher ist. Beim Husten muss die Brust wegen der Schmerzhaftigkeit gehalten werden, dabei starker Kopfschmerz. Der Patient ist im Fieber ruhelos und stöhnt; er hat viel Durst auf Kaltes. Durch die Gabe von Eupatorium wird subjektiv bald eine Besserung eintreten, auch wenn die Krankheitserscheinungen noch anhalten können.
- **Schmerzhafte Heiserkeit:** Auch hier hilft Eupatorium.
- **Jetlag:** Vorbeugend kann es auch bei Fernreisen mit längeren Flügen eingesetzt werden.

Leitsymptome.
- **Rheumatische Gliederschmerzen,** die bis tief in die Knochen empfunden werden.
- **Knochenschmerzen** und empfindliche Knochen, wie z.B. Wachstumsschmerzen bei Kindern.
- **Zerschlagenheitsgefühl.**
- **Feuchte Witterung** ist häufig der Auslöser für die Beschwerden und Erkrankungen.

Verschlimmerung: Periodisch, schwitzen.

Besserung: Unterhaltung, kalte Getränke.

Charakteristische Kennzeichen: Brustgrippe mit Zerschlagenheitsgefühl, Knochenschmerzen.

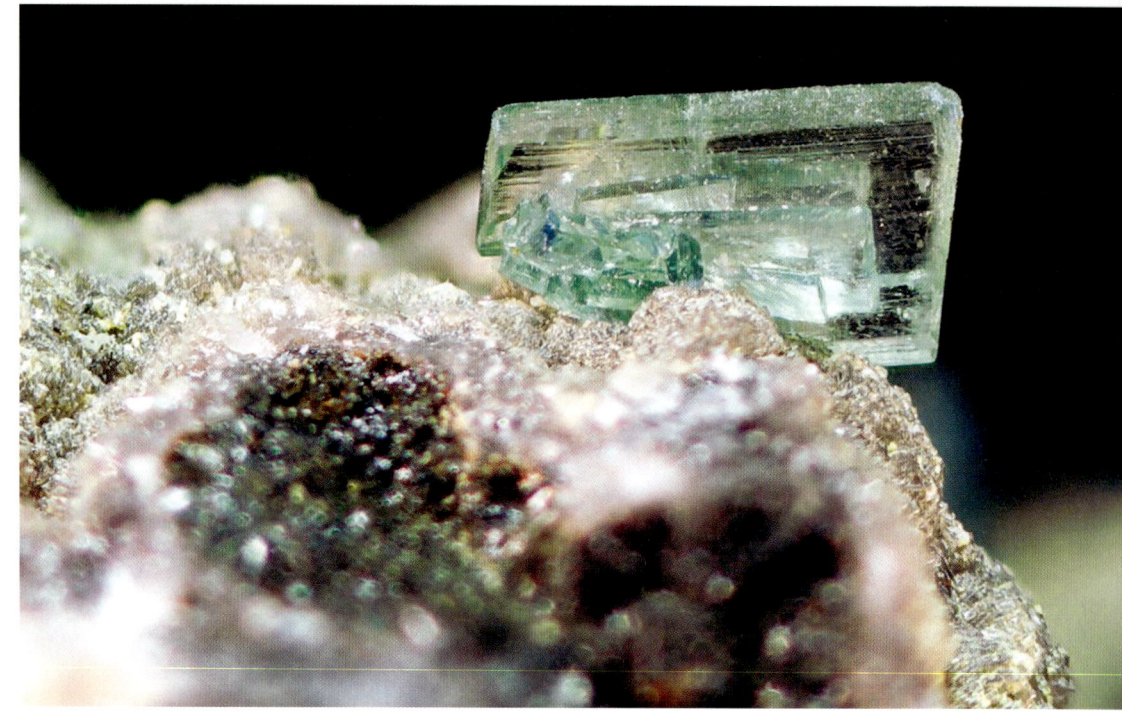

Wohlbefinden trotz Krankheit

Ferrum phosphoricum, das Eisenphosphat, ist ein weißes, geschmackloses, wasserunlösliches Pulver. Eisen kommt im Körper des Menschen insbesondere im roten Blutfarbstoff vor.

Ausgangssubstanz.
In der Homöopathie kommt phosphorsaures Eisen zur Anwendung.

Menschentyp.
Menschen, die der Arznei bedürfen, sind eher blass, zart, nervös, empfindlich und leiden unter Konzentrationsschwäche.

Hilft bei ...

- **Akute Erkältungen und Entzündungen:** Ferrum phosphoricum wird eingesetzt bei Entzündungszuständen ohne eindeutige Symptomatik, die sich langsam entwickeln.
- **Mittelohrentzündung** bei jedem Wetterwechsel, bei relativem Wohlbefinden. Wenn nach heftiger Mittelohrentzündung der Kinder noch Restschmerzen bestehen und Aconitum oder Belladonna geholfen hat, wird im Anschluss Ferrum phosphoricum innerhalb einiger Tage die Entzündung ausheilen.
- **Herabgesetzte Immunlage** und körperliche Schwäche bedürfen einer Behandlung mit Ferrum phosphoricum.
- **Bettnässen** bei zarten Kindern sowie Rechtschreibschwäche und Legasthenie können mit Ferrum phosphoricum gebessert werden.

- **Sommerdurchfälle ohne Krankheitsgefühl** weisen auf Ferrum phosphoricum hin.
- **Nasenbluten** bei hellhäutigen Kindern spricht gut auf Ferrum phosphoricum an.

Leitsymptome.
- **Wohlbefinden:** Der Patient ist auffällig fit trotz eindeutiger Krankheitszeichen. Kinder spielen trotz Fieber, weil sie es nicht wahrnehmen, und Erwachsene liegen trotz Fieber zeitunglesend im Bett.
- **Puls ist weich und wenig gespannt.**

Verschlimmerung: Nachts, bei Berührung.

Besserung: Alle Anwendungen.

Charakteristische Kennzeichen: Wenig Krankheitsgefühl, liegt zeitunglesend im Bett.

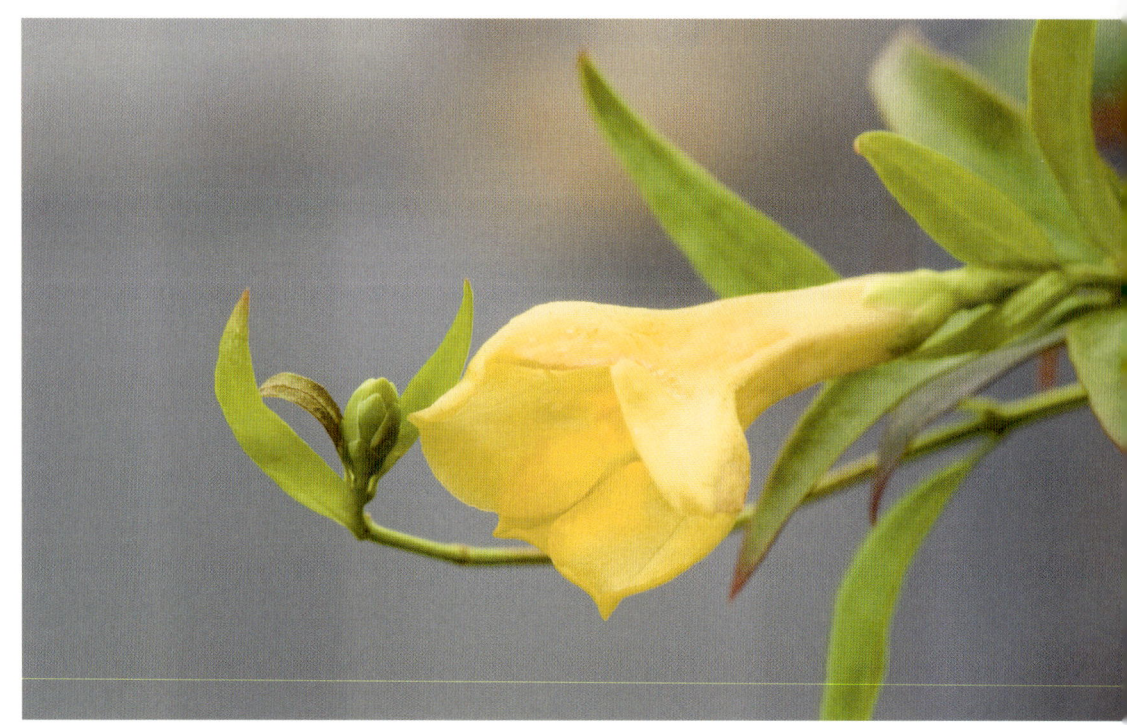

Löst Blockaden

Gelsemium, der wilde Jasmin, wächst in Nordamerika an Flussufern und ist eine 1 Meter hohe Schlingpflanze. Sie gehört zur gleichen Pflanzenfamilie wie das indianische Pfeilgift Curare und Strychnin. Sie wurde von den Ureinwohnern zum Fischfang benutzt. Eine Gelseniumvergiftung verursacht eine Muskellähmung bei klarem Geist und Erschöpfung, wobei die Augenlider kaum gehoben werden können, später folgen Schläfrigkeit und schließlich Herzstillstand.

Ausgangssubstanz.
Als Ausgangssubstanz für homöopathische Arzneimittel wird der frische Wurzelstock verwendet.

Menschentyp.
Menschen, die der Arznei bedürfen, sind eher dunkelrot, langsam, träge. Sie zeigen eine allgemeine Schwäche und Lähmigkeit aller Muskeln sowie eine zittrige Schwäche und Zittern.

Hilft bei ...

- **Kopfschmerzen:** Gelsemium ist das wichtigste Kopfmittel in der Homöopathie. Es wird eingesetzt, insbesondere bei Spannungskopfschmerzen mit dem Gefühl, einen Reifen um den Kopf zu haben oder einen zu engen Helm zu tragen. Die Schmerzen können auch am Hinterkopf auftreten und mit einem benommenen schweren Gefühl einhergehen. Bewährt hat sich das Mittel auch bei Föhnkopfschmerz, wobei auffällig ist, dass sich der Kopfschmerz durch den Abgang von reichlich hellem Urin bessert.
- **Stirnhöhlenkatarrh:** Gelsemium kann – ähnlich wie Apis und Belladonna – immer auch bei der sogenannten »Kopfgrippe« mit Blutandrang zum Kopf eingesetzt werden. Dabei ist das Fieber nicht hoch, aber lange anhaltend. Die Erscheinungen beginnen allmählich mit Frieren und einem auffälligen Kälteschauer auf dem Rücken, Zittrigkeit und Benommenheit und wenig Durst.
- **Prüfungsangst:** Es ist das wichtigste Mittel bei Lampenfieber, Denkblockaden und Konzentrationsstörungen mit Erwartungsangst. Vorbeugend hilft Gelsemium vor wichtigen Ereignissen, wie z. B. Bewerbungsgesprächen, Prüfungen, und Klassenarbeiten.
- **Krampfmittel bei der Geburt:** Bewährt bei ausbleibenden Wehen, Krampfwehen und auch bei Nachwehen.
- **Nervenkrankheiten,** die mit Lähmungen und Zittern einhergehen. Hier wird Gelsemium ergänzend eingesetzt, z. B. bei Multipler Sklerose, Parkinson-Erkrankung, Fazialislähmung oder Zuständen nach Kinderlähmung.
- **Schwindel** durch niedrigen Blutdruck.
- **Augenflimmern,** Doppelsehen, schwere Lider und trübsichtige Sehstörungen.

Leitsymptome.
- **Zittrige Schwäche** bis zu Lähmungserscheinungen und Blockaden.
- **Müde, matt und schlaff.**
- **Kein Durst.**

Verschlimmerung: Föhn, Schwüle, Gewitter, Aufregung.

Besserung: Frische Luft, farblose Harnflut.

Charakteristische Kennzeichen: Fülle im Kopf, Kopfweh, Schwindel, fiebrige Hitze ohne Durst, rot, heiß.

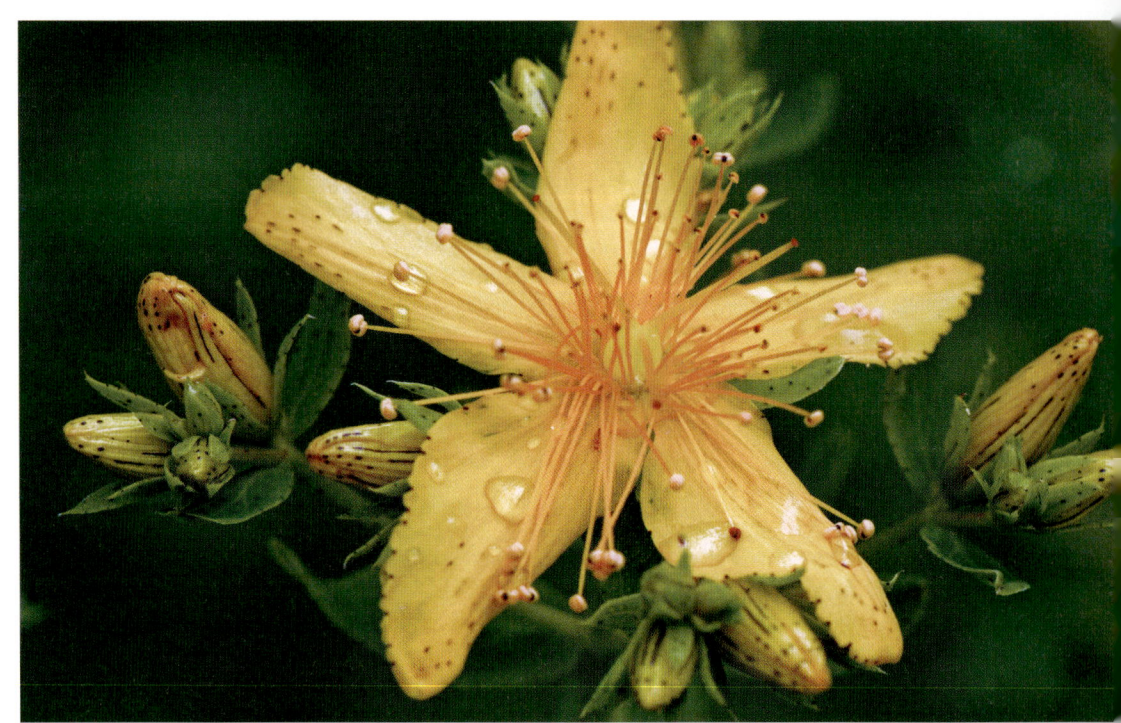

Lindert Nervenschmerzen

Hypericum perforatum, Johanniskraut, ist ein Hartheugewächs und blüht zur Sommersonnenwende (an Johannis). Das enthaltene Hypericin wirkt fotosensibilisierend und beim Zerreiben der Knospen färben sich die Finger dunkelrot. Die Blütenblätter erscheinen wie von Stichen durchlöchert, daher auch der Name Hypericum perfoliatum, wie perforiert.

Ausgangssubstanz.
Johanniskraut wurde in der Volksheilkunde seit dem Altertum als Wundmittel »wenn gehauen oder gestochen« eingesetzt. Äußerlich als Öl und innerlich gegen Nervenschmerzen, Fallsucht und Melancholie. Auch die Schulmedizin setzt Johanniskrautextrakt bei leichten bis mittelschweren Depressionen ein. Die homöopathische Zubereitung hat keine Wirkung bei Depressionen, sondern nur bei Verletzungen von Nervenfasern.

In der Homöopathie wird als Ausgangssubstanz die frische blühende Pflanze verwendet.

Menschentyp.
Menschen, die der Arznei bedürfen, sind eher nervös, reizbar, gedrückt und düster.

Hilft bei ...

- **Nervenverletzungen:** In der Homöopathie wird Hypericum eingesetzt bei allen großen und kleinen Verletzungen von Nervengewebe, z. B. durch Operationsschnitt, Dammschnitt, bei Quetschung oder Unfall und auch bei Schädelverletzungen. Ebenfalls bei Bandscheibenvorfällen, beim Karpaltunnelsyndrom und bei Neuralgien.
- **Einfache Nervenverletzungen:** wie z. B. gequetschte Finger, Schleudertrauma oder hartnäckiger Steißbeinschmerz nach einem Sturz.
- **Nervenstörungen im Zentralnervensystem:** wie z. B. die akute Gehirnerschütterung.
- **Gedächtnisverlust** durch Gehirnerschütterung, bei akutem Schlaganfall, bei Epilepsien, nach Unfällen.
- **Spätfolgen:** Die Verabreichung von Hypericum kann auch zur Behandlung einer Spätfolge versucht werden, wenn z. B. ein Unfall schon lange Jahre zurückliegt.

- **Zahnwurzelbehandlungen oder Extraktionen:** Hier lindert Hypericum den Nervenschmerz.

Leitsymptome.
- **Kribbeln und Ameisenlaufen** entlang der Nerven (Ischias), Taubheit, Schwäche und Lähmigkeit.
- **Extreme Schmerzempfindlichkeit.**
- **Schießende und ziehende Schmerzen.**

Verschlimmerung: Kälte, Feuchtigkeit, Berührung.

Besserung: Den schmerzhaften Bereich reiben.

Charakteristische Kennzeichen: Nervenverletzung jedweder Art.

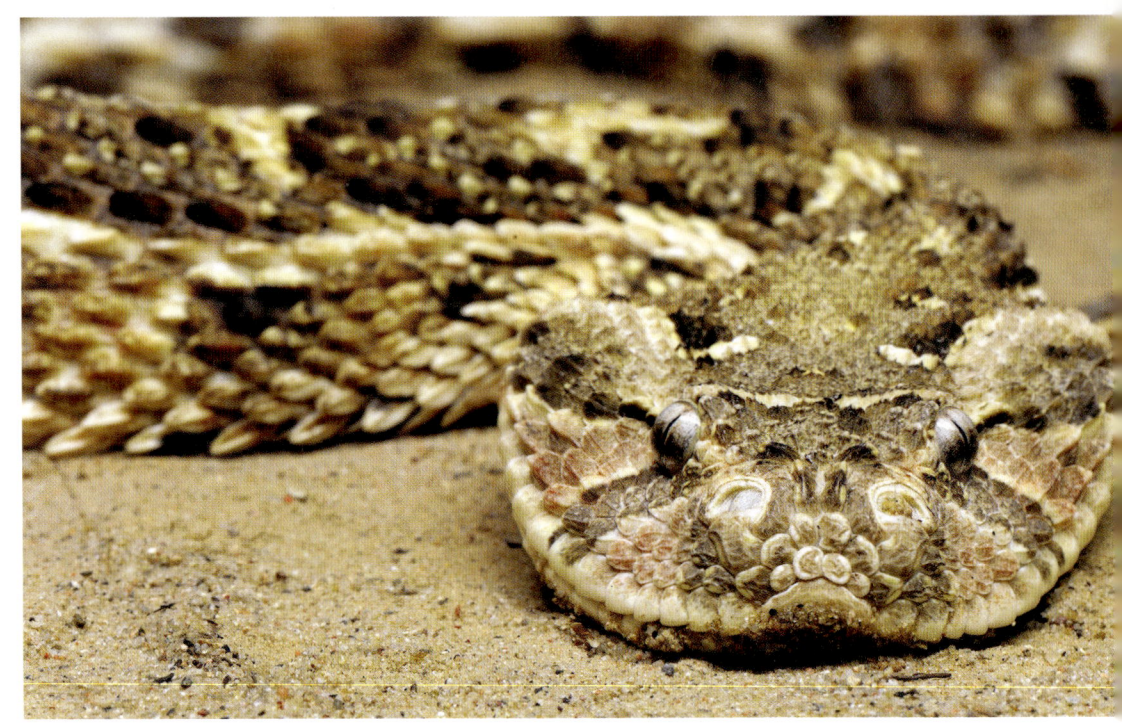

Löst Beklemmung

Lachesis muta, die Buschmeisterschlange, ist eine nachtaktive Grubenotter, die in Mittel- und Südamerika heimisch ist und bis zu dreieinhalb Meter lang werden kann. Schlangen kriechen, sie haben keine Extremitäten und bewegen sich, indem sie die Muskeln zusammenziehen und entspannen. Ihr Gift ist ein modifizierter Speichel und wird durch die Fangzähne in die Muskulatur des Opfers eingespritzt.

Ausgangssubstanz.

Der Biss der Lachesis ist meist tödlich. Die Beute wird als Ganzes hinuntergewürgt, wobei die Schlange ihren Kiefer aushängt. Das Gift lähmt die Bewegung und löst Blut und Gewebe mit einer großen zerstörerischen Kraft auf. Es kommt zur Blutgerinnung, Blutvergiftung und Fieber mit Schüttelfrost sowie einem Beengungsgefühl am Hals. Angeblich kommt es ebenfalls zu einer großen Geschwätzigkeit, was angesichts der tödlichen Wirkung des Giftes auch nicht verwundert.

Ausgangssubstanz homöopathischer Arzneimittel ist das Gift der Buschmeisterschlange.

Mytologie.

Lachesis ist eine griechische Schicksalsgöttin. Sie wählt aus, welches Schicksal dem Menschen zufällt.

Menschentyp.

Lachesis ist ein typisches Frauenmittel in der Homöopathie. Frauen, auf die die Arznei passt, sind eher angriffslustig, giftig, weitschweifig, redselig bis auffallend geschwätzig mit schnellem Themenwechsel. Sie sind streitsüchtig, beklagen sich ständig, sind launisch, dabei attraktiv und erotisch mit hitzigem Gemüt und sehr eifersüchtig. Sie vertragen keine beengenden Kleidungsstücke an Brust und Hals. In ihrem Kaufrausch kommen sie an keinem Wühltisch vorbei und sind eher sehr modisch bis auffallend schrill gekleidet.

Hilft bei ...

- **Fieber und Entzündung:** Lachesis ist das wichtigste Mittel bei hoch fieberhaften Zuständen wie »Blutvergiftung« mit bläulichem Aussehen der erkrankten Körperteile. Bei Venenentzündung, bläulich blutenden Hämorrhoiden, bei bläulich aussehenden Abszessen, infizierten Wunden, begleitet von Schüttelfrost und Frostschauern ist Lachesis angezeigt.
- **Halsschmerzen:** Bewährt bei linksseitigen Halsschmerzen mit hohem Fieber ohne Schweiß, trockenem Mund und großem Durst. Auch bei Schluckschmerzen, die bis in die Ohren ausstrahlen – wobei Festes besser geschluckt werden kann als Flüssiges, eine Analogie zu dem Schlingvorgang und der Anatomie der Schlange
- **Menstruationsbeschwerden:** Lachesis wirkt auf das hormonelle System und ist deshalb geeignet bei Regelkrämpfen, wenn die Blutung Besserung bringt.
- **Eierstockzysten** (insbes. links), die Beschwerden verursachen.
- **Wechseljahrsbeschwerden:** Lachesis hilft bei Hitzewallungen mit Schweißausbrüchen und Beklemmungen der eher redseligen Damen.
- **Schwerhörigkeit und Tinnitus.**
- **Nasen- und Zahnfleischbluten.**

Verschlimmerung: Ruhe, Wärme, Enge am Hals, nach Schlaf.

Besserung: Kälte, frische Luft, wenn Ausscheidungen fließen.

Charakteristische Kennzeichen: Kräftig, rot, viel Durst, geschwätzig, Blutvergiftung.

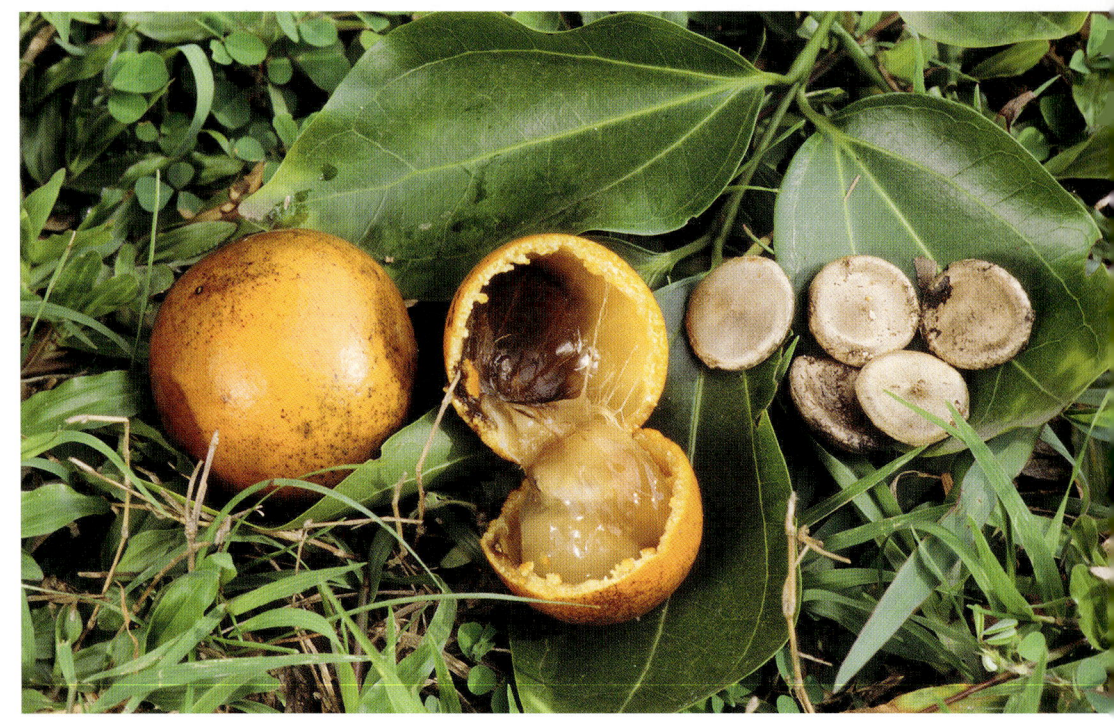

Hilft gestressten Menschen

Nux vomica, die Brechnuss eines indischen Baumes, enthält hauptsächlich Strychnin und gehört zur gleichen Familie wie Gelsemium und das Pfeilgift Curare. Bei einer Vergiftung kommt es zu einer Steigerung der Sinnesfunktionen mit Übelkeit, wechselnden Krämpfen der Muskeln einschließlich des Zwerchfells.

Ausgangssubstanz.
Die homöopathischen Arzneimittel werden aus den getrockneten reifen Samen hergestellt.

Menschentyp.
Menschen, zu denen dieses Arzneimittel passt, sind ungeduldige, von innerer Spannung getriebene, immer ärgerliche Patienten – jähzornig, cholerisch und streitbar. Sie sind ausgesprochen kälte-

empfindlich und haben eine große Erkältungsneigung, gehen aber trotzdem an die frische Luft. Es passt zu dem erschöpften, gehetzt wirkenden, überarbeiteten Geschäftsmann, der sich zu viel auflädt, alles immer sofort erledigt haben will, der sich über jede Kleinigkeit ärgern kann und seine Arbeitswut mit Alkohol, Nikotin, Kaffee und anderen Aufputschmitteln aufrechterhält. Alles schlägt auf den Magen – der Stress genauso wie die ungesunde Essensweise. Typischerweise haben sie Hunger trotz Übelkeit und neigen zu Überessen, haben dann oft das Bedürfnis aufzustoßen, was nicht möglich ist bzw. nicht erleichtert. Sie sind schlaflos durch Sorgen und Gedankenandrang über das Geschäft, morgens erwachen sie müde und mürrisch mit einem sauren und fauligen Geschmack im Mund.

Hilft bei ...

Der Krankheitszustand bei Nux vomica kann als Folge von zu viel geistiger Arbeit, falschem Essen, Zorn, Exzessen oder geschäftlichem Misserfolg entstehen. Auffällig ist ein Verlangen nach Alkohol und Aufputschmitteln. Aber eine Abneigung gegenüber geistigen Anstrengungen und dem Angesprochenwerden, während der Betreffende beschäftigt ist.

- **Stress:** Die Arznei kann bei allen Erkrankungen eingesetzt werden, die durch Stress und unregelmäßigen Lebenswandel hervorgerufen werden, wie z. B. Völlegefühl, Übelkeit, Brechreiz, Sodbrennen oder Nervosität, Alkohol, Ärger und Aufregung.
- **Folgen von Durcheinanderessen** mit Sodbrennen, Völlegefühl, Übelkeit, Brechreiz, Erbrechen und Durchfall.
- **Nach Narkosen:** Gibt man dem Patienten Nux vomica gleich nach dem Aufwachen, können Übelkeit, Erbrechen und Verstopfung vermieden werden.
- **Alkoholkater:** Auch vorbeugend hilft hier Nux vomica.
- **Erkältungsneigung** mit Schnupfen durch Abkühlung, wobei das Sekret tagsüber fließt, in der Nacht stockt und die Beschwerden sich im Freien bessern.
- **Kreuzschmerz** mit Muskelverkrampfung, der besonders nachts auftritt.

Verschlimmerung: Trockene Kälte Zugluft, drinnen, nach dem Essen, Kaffee, Alkohol, Zorn, Ärger.

Besserung: Draußen an der frischen Luft.

Charakteristische Kennzeichen: Magenstress nach Durcheinanderessen, kälteempfindlich, geht trotzdem raus.

67

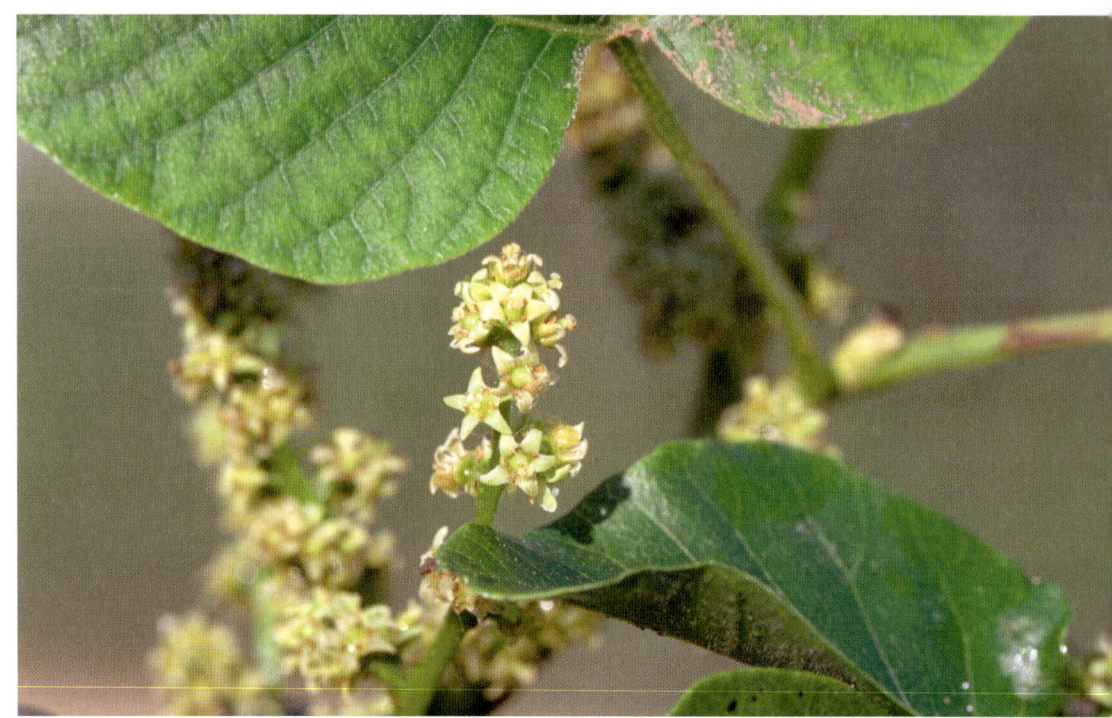

Rhus toxicodendron (Der Giftsumach)

Bessert Bewegungsschmerzen

Rhus toxicodendron, der Giftsumach, ist ein nordamerikanischer Strauch, der sich an benachbarte Bäume klammert. Schon bei leichter Berührung verätzt sein Milchsaft die Haut und verursacht Allergien. Weiterhin können die Vergiftungen zu Gelenkbeschwerden führen.

Ausgangssubstanz.

Als Basis für homöopathische Arzneimittel werden die frischen, jungen, beblätterten Triebe der Pflanze verwendet.

Menschentyp.

Menschen, die der Arznei bedürfen, sind eher ruhelos, körperlich schwach, wie gelähmt, steif, angespannt und abwesend. Sie können Gefühle nicht äußern, fühlen sich im Bewegungsdrang behindert und finden in keiner Position Ruhe. Auffällig sind ihr ausgeprägtes Verlangen nach Bewegung und ständigem Lagewechsel und eine Abneigung gegen Begrenzung.

Kinder, die das Mittel benötigen, zeigten schon im Mutterleib Anspannung und große innere Unruhe von Geburt an.

Hilft bei …

- **Störungen des Bewegungsapparats:** Rhus toxicodendron wird eingesetzt bei Rheuma und Zuständen als Folge von Überanstrengung, Muskelkater, Verrenkung, Verzerrung, Verstauchung, insbesondere nach Unterkühlung und Durchnässung. Das Mittel ist bewährt bei Sehnenscheidenentzündungen, Tennisellenbogen, bei wiederholtem Umknicken der Knöchel, versteiften Muskeln (Polymyalgia rheumatika), bei Nackensteifigkeit und beim Schleudertrauma sowie bei Ischiasschmerzen.
- **Nervenentzündung,** die besonders nachts auftritt, mit reißenden und einschießenden Schmerzen kann eventuell durch Rhus toxicodendron gelindert werden.
- **Hautausschläge,** z. B. Bäckerekzem, Gürtelrose, Windpocken oder Herpesbläschen an den Lippen nach Unterkühlung und brennender, juckender Bläschenausschlag.

Leitsymptome.

- **Anlauf- oder Startschmerz,** wobei sich die Schmerzen bei fortgesetzter Bewegung bessern.
- **Ruhelosigkeit,** der Patient findet keinen ruhigen Platz.
- **Brennende, juckende Hautausschläge** mit Bläschen und Quaddeln.
- **Reiben bessert.**

Verschlimmerung: In Ruhe, feucht-kaltes Wetter, Wetterwechsel, Kälte, Abkühlung.

Besserung: Bewegung und Lagewechsel, fortgesetzte Bewegung, Reiben.

Charakteristische Kennzeichen: Folge von Nässe, Kälte; Bewegungsdrang, großer Durst, Jucken.

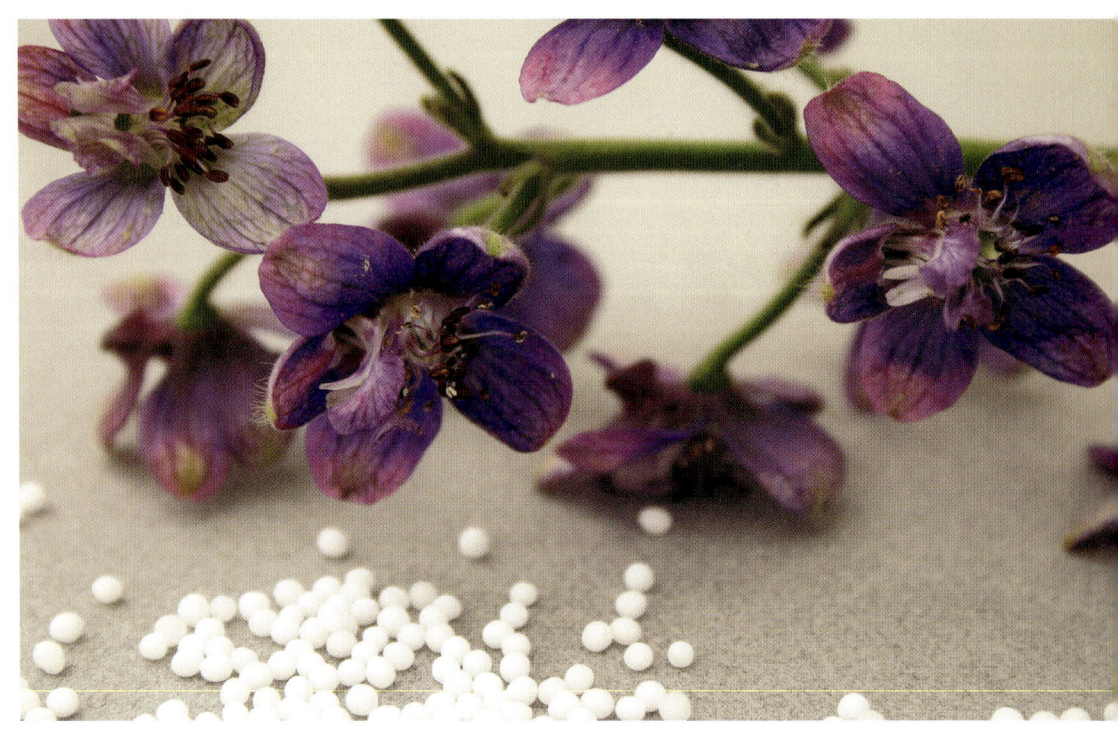

Mildert Einschnitte

Staphisagria, auch Läusepfeffer, scharfer Rittersporn oder Stephanskörner genannt, ist in Südeuropa und Kleinasien beheimatet und wird als Zierpflanze angebaut. Im Aussehen ähnelt die Pflanze dem Rittersporn und dem Eisenhut. Die Pflanze wurde früher innerlich als Brechmittel und äußerlich gegen Läuse (Läusepfeffer) eingesetzt. Die Vergiftung bewirkt eine hochgradig verstimmte Gemütsverfassung.

Mythologie.

Die Symbolik ist einerseits der edle Ritter, der mit Minnegesang seine Liebste betört, anschließend in den Kreuzzug zieht und dort mit dem Schwert (Schnitt) für höhere Ideale tötet. Auf der anderen Seite steht die verletzte Ehre des Opfers, die herabgesetzte Würde, ohne sich wehren zu können. Dadurch hat sich eine tiefe Wut angestaut, die oft in der Passivität verharrt. In so einem Spannungsfeld befindet sich auch ein Patient, der Staphisagria benötigt.

Menschentyp.

Menschen, die der Arznei bedürfen, sind einerseits eher zurückhaltend, hypochondrisch, empfindlich, blass, ordentlich, müde, abgespannt. Andererseits sind sie zornig, reizbar, launisch und leicht beleidigt. Als Kinder sind sie oft sogenannte »Trotzkinder«, die Wutanfälle haben, mit Gegenständen werfen, gleichzeitig übellaunig, aber gehemmt sind.

Hilft bei ...

- **Schnittwunden:** In Anlehnung an die oben beschriebene Symbolik wird Staphisagria gern nach einer Verletzung eingesetzt, insbes. bei Schnittverletzungen. Aber auch im Sinne von »Lebensabschnitt«, wenn etwas Neues kommen darf. Nach Operationen wird es gern zur besseren Wundheilung gegeben.
- **Augenbeschwerden:** Bei Gerstenkörnern und Hagelkörnern mit häufigen Rückfällen, trockenen Augen mit morgendlichen Krusten oder Sekret.
- **Zahnschmerzen:** Bei Karies mit schwarzen Zahnstummeln und blutendem Zahnfleisch.
- **Wut:** Auf der seelischen Ebene wird Staphisagria eingesetzt bei lang unterdrückter Wut durch Beleidigung, Demütigung und Missbrauch, mit dem Gefühl sich gegen den Verursacher – oft aus der Familie oder dem engen Freundeskreis – nicht wehren zu können.

Ebenfalls eingesetzt bei Trotzkindern mit Wutanfällen, wenn Chamomilla nicht hilft.
- **Brennen in der Harnröhre** (jedoch nicht beim Wasserlassen), insbesondere wenn es nach Geschlechtsverkehr auftritt, sowie Probleme nach Katheterisierung können nach der Gabe von Staphisagria ausheilen.
- **Insektenstiche:** Bewährt zur Vorbeugung von Schnakenstichen bei Menschen, die dauernd gestochen werden und heftige Reaktionen zeigen. Auch bei Reisen in ferne Länder als Vorbeugung gegen Malaria.

Verschlimmerung: Ärger, Berührung.

Besserung: Wärme.

Charakteristische Kennzeichen: Schnitt, Insektenstich, Gerstenkorn.

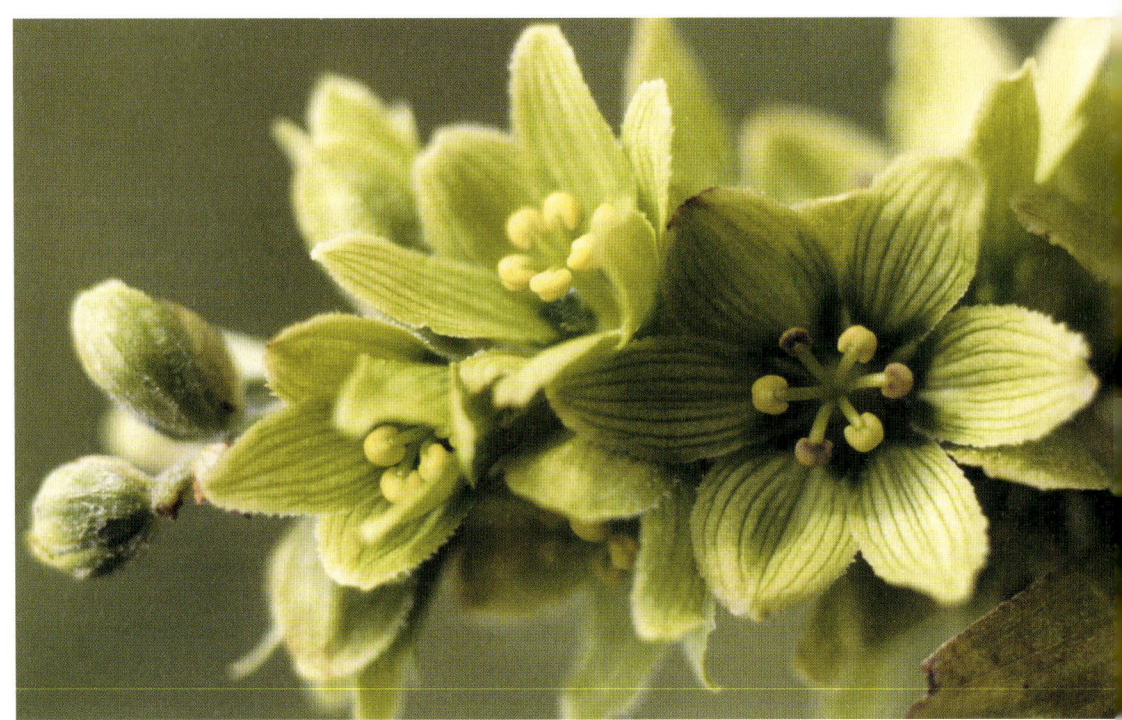

Kraft und Halt, wenn der Kreislauf versagt

Veratrum album, der weiße Germer, wächst auf Flachmooren in den Hochgebirgen Europas und wird von den Kühen gemieden. Er wurde im Altertum eingesetzt, um Erbrechen auszulösen. Bei Vergiftung kommt es zu Krämpfen der Skelett- und Herzmuskulatur, zu Blutdruckabfall, Pulsverlangsamung, Kollaps mit Erbrechen und choleraartigen Durchfällen.

Ausgangssubstanz.
Für die Zubereitung der homöopathischen Arznei wird der Wurzelstock der Giftpflanze verarbeitet.

Menschentyp.
Menschen, die der Arznei bedürfen, zeigen eine geschäftige Unruhe, sind entweder eher ärgerlich, gereizt, unverschämt, geltungssüchtig und Klugschwätzer oder sie sind schüchtern und niedergeschlagen.

Hilft bei ...

- **Kreislaufbeschwerden:** Hauptsächlich wird Veratrum eingesetzt bei Kreislaufkollaps mit Übelkeit und Erbrechen. Bewährt ist das Mittel auch bei drohendem Kollaps bei Infektionskrankheiten mit heftigem Herzklopfen, raschem, aber schwachem oder langsamem Puls mit Schüttelfrost und kaltem Schweiß.
- **Niedriger Blutdruck:** der zu einem Schwächeanfall durch Aufstehen oder Aufsitzen führen kann.
- **Schluckauf:** Veratrum kann versuchsweise gegeben werden.

Leitsymptome.
- **Reiswasserartiger oder grüner Durchfall** (wie bei Cholera) wird von kaltem Stirnschweiß begleitet.

- **Explosionsartiges Erbrechen** geht ebenfalls mit kaltem Schweiß einher.
- **Extreme Kreislaufschwäche.**
- **Verlangen nach kalten Getränken** mit großem Durst.
- **Frieren,** der Patient möchte aber nicht zugedeckt sein, weil er Wärme ablehnt.
- **Schreck, Ärger oder Aufregung** sind häufige Auslöser.

Verschlimmerung: Bewegung, Kälte.

Besserung: Liegen, Kaltes trinken.

Charakteristische Kennzeichen: Kreislaufkollaps, kaltschweißig, Brechdurchfall.

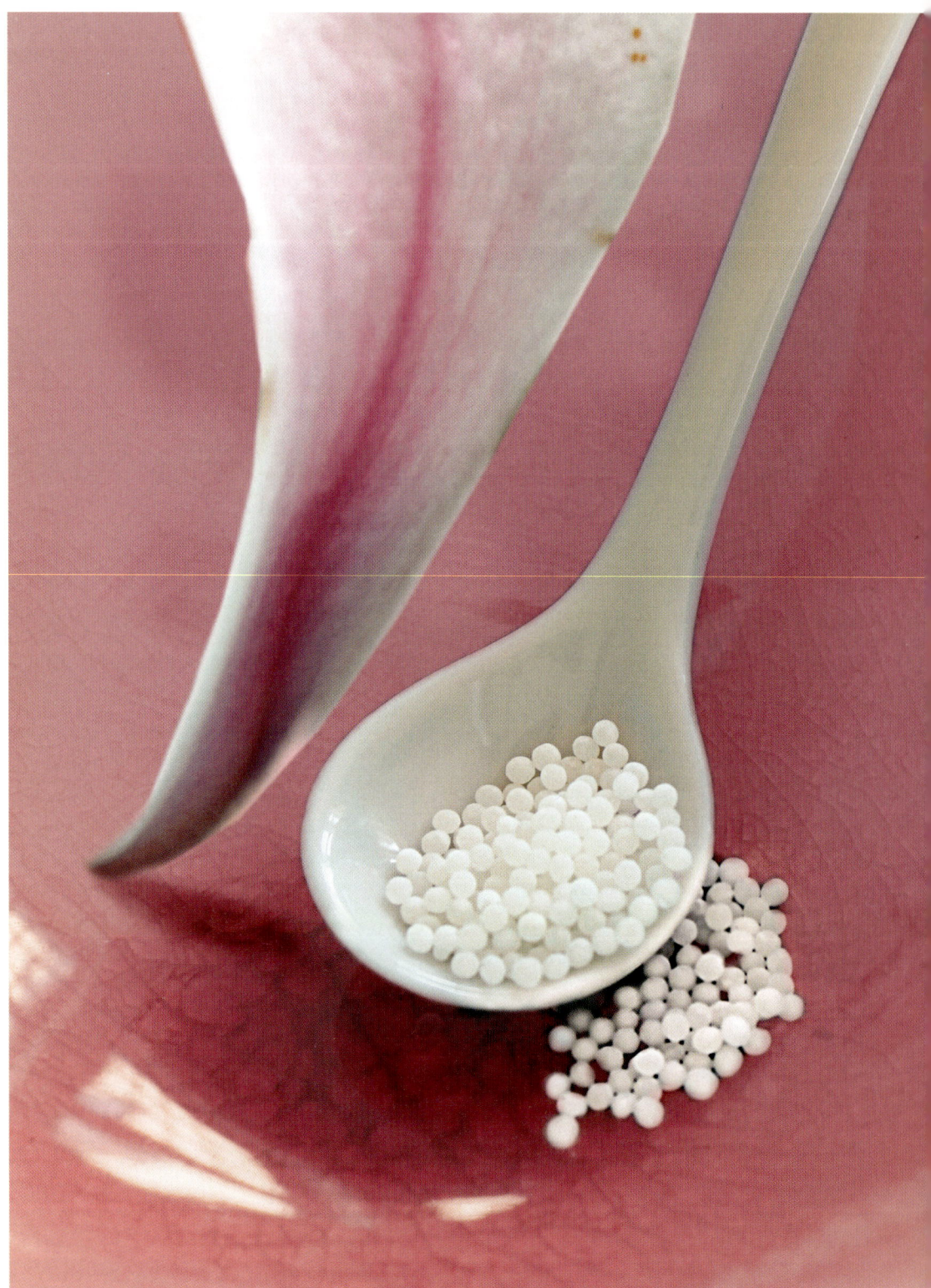

Die Beschwerdebilder

Die Darstellung der Beschwerdebilder ist möglichst objektiv, ohne
Panik und Angst zu schüren. Jeder
kann für sich erspüren, wie lange er
den Weg nachhaltiger Gesundung
gehen will und wann professionelle
Hilfe in Anspruch genommen werden
sollte. Die Symptomtabellen erleichtern es Ihnen, schnell zum richtigen
Mittel zu finden. Tipps für bewährte
Hausmittel runden dieses Kapitel ab.

Erkältungskrankheiten

Es gibt keinen Grund, wegen banaler Infekte Ängste zu entwickeln. Sie heilen in der Regel mit und ohne Therapie problemlos aus. Mit der notwendigen Bettruhe und einfachen, seit Jahrhunderten bewährten Hausmitteln. Früher sagte man: »Eine Erkältung dauert ohne Behandlung sieben Tage und mit Behandlung eine Woche.«

Vorbeugung in der kalten Jahreszeit

Wohnräume nicht überhitzen, für Luftbefeuchtung sorgen. Regelmäßiges Abhärten, z. B. in die Sauna gehen, Wechselduschen (s. Rezepte S. 179). Tägliche Spaziergänge an der frischen Luft – bei jedem Wetter. Für warme, trockene Füße sorgen. Vitaminaufnahme durch frisches Obst und Gemüse. Vermehrtes Trinken warmer Flüssigkeiten (Tee) – stärkt den Wärmehaushalt. Ingwertee: Scheiben von frischem Ingwer in kochendem Wasser mindestens 10 Min. ziehen lassen und gesüßt mit Honig schluckweise, möglichst heiß trinken. Erkältungstee: (s. Rezepte S. 184).

HAUSMITTEL

Weitere unterstützende Maßnahmen

Bei allen chronischen Atemwegserkrankungen:

- Behandlung mit der Eigenblutnosode nach Imhäuser (siehe Rezepte S. 186).

Bei Schwäche und allgemeiner Herabsetzung der Immunlage:

- Spenglersan® Kolloid G (homöopathisches Komplexmittel): Zur Vorbeugung 3-mal wöchentlich 10 Sprühstöße in die Ellenbeuge einmassieren oder in den Mund sprühen. Bei Infekt mehrmals täglich (4–6-mal) im Entzündungsbereich sprühen.
- ProBio-Cult® (Immunstimulanz aus Mikroorganismen): 1-mal 1 Tablette
- Symbioflor 1® (Immunstimulanz aus Mikroorganismen): Erwachsene 3-mal 30 Tropfen über mehrere Wochen täglich einnehmen. Kinder 3-mal 20 Tropfen und Säuglinge 3-mal 10 Tropfen. Die Tropfen sollten eine Weile im Mund behalten werden.

Homöopathische Mittel zur Vorbeugung

▪ Allgemeiner Reaktionsmangel bei alten, geschwächten Menschen.	Carbo vegetabilis 1 Gabe C30, 1-mal pro Woche
▪ Erkältungsneigung.	Dulcamara 1 Gabe C30, 1-mal pro Woche
▪ Körperliche Schwäche, Immunlage herabgesetzt.	Ferrum phosphoricum 1 Gabe C30, ggf. täglich wiederholen

Erkältungen

Als Erkältung oder grippaler Infekt wird eine Infektion der oberen Luftwege mit Viren bezeichnet. Nur bei kompliziertem Verlauf kommt es zu Sekundärinfektionen mit Bakterien. Ein grippaler Infekt ist normalerweise harmlos und dauert ca. 1 Woche. In den Herbst- und Wintermonaten kommt es zu einer Häufung der Erkrankung. Durchschnittlich bekommt jeder Mensch etwa 2–4-mal im Jahr eine Erkältung. Kleinkinder erkranken bis zu 10-mal im Jahr, Erwachsene durchschnittlich 2-mal.

Mithilfe der Homöopathie lassen sich Erkältungskrankheiten sehr erfolgreich behandeln, wenn sie frühzeitig eingesetzt wird. Deshalb sollte eine Hausapotheke mit den wichtigsten homöopathischen Arzneien immer griffbereit sein. Die Erfahrung wird immer besser und andere Maßnahmen werden seltener nötig. Häufige, unnötige Arztbesuche können vermieden werden.

Psychosomatische Deutung

Nicht die Kälte macht krank, sondern wir erkälten uns. Wir »schnappen« uns die Erreger auf. Müssen uns daraufhin zurückziehen und suchen die Wärme. Wir schaffen Distanz, verweigern die Nähe: »Komm mir nicht zu nahe, ich bin erkältet.« »Nichts mehr sehen und hören wollen«. »Die Decke über den Kopf ziehen«. Dabei fühlen wir uns »zerschlagen wie nach einem Kampf oder einer Schlacht«. Wir sind heiser wie vom Schreien. »Wir haben die Nase voll«, »wollen nicht mehr schlucken« oder »husten jemandem etwas«.

Die Hitze des Fiebers verbrennt das Alte. Die Krankheit wird in Fluss gebracht. Die Lösung geschieht dadurch mit Begeisterung (»Feuer und Flamme«). Das Neue ausleben und »heiß« auf die kommenden Aufgaben sein. Entzündung bedeutet Konflikt und Krieg. Es flackert etwas auf, die Entzündung bringt auf der körperlichen Ebene etwas zur Explosion. Die Lösung ist: die aufgestaute Energie auf der seelischen Ebene loswerden und sich dem Konflikt zur inneren Reifung öffnen.

Hinweise zur Homöopathie

Das häufigste Mittel in der homöopathischen Hausapotheke ist Aconitum. Es wird meist als 1. Mittel eingesetzt und zwar bei allen Erkrankungen, die plötzlich und stürmisch hereinbrechen. Oft ist Aconitum angezeigt, wenn einem nichts Besseres einfällt und der Zustand stürmisch von einer Minute auf die andere eintritt. Meist folgt darauf Belladonna, besonders wenn der Körper zu schwitzen beginnt. Bei Entzündungen kommt als 3. Mittel häufig Apis. Sie werden feststellen, dass diese Kombination bei vielen Erkrankungen funktioniert. Probieren Sie es am Anfang einfach aus. Die anderen Mittel haben einen begrenzteren Einsatz. Sie werden erstaunt sein über die prompte Wirkung der Homöopathie und mit der Zeit Ihre eigenen Erfahrungen machen.

Homöopathische Mittel nach Erkältungssymptomen	
Bei allen plötzlich auftretenden Erkrankungen mit stürmischem Beginn nach Sturm, Wind, Föhn oder trockener Zugluft. Fühlt sich von einer Minute auf die andere nicht wohl. Wirkt vor allem, wenn es sofort genommen wird.	Aconitum napellus C30, 1 Gabe
Schweißausbruch bei Erkältung; Blutandrang und Hitzegefühl im Kopf; trockener Mund; Frostigkeit und frieren; wellenförmiger Krankheitsverlauf.	Belladonna C30, 1 Gabe, ggf. nach 6 Stunden wiederholen
Hals wie zusammengeschnürt, kann schlecht schlucken, Patient ist unruhig, benommen, durstlos, glasiger Blick.	Apis C30, 1 Gabe
Erkältung mit Unwohlsein bei gleichzeitigem Frieren und Schwitzen; allgemeine Erkältungsneigung; innerliche Spannung.	Nux vomica C30, 1 Gabe
Bei akuten Erkältungen und Entzündungen ohne eindeutige Symptomatik oder Entzündungszustände, die sich eher langsam entwickeln.	Ferrum phosphoricum C30, 1 Gabe
Grippekatarrh, Brustgrippe, dabei Knochen und Muskeln wie zerschlagen, wie verrenkt; Heiserkeit; wunder Rachen.	Eupathorium perfoliatum C30, 1 Gabe

Homöopathische Mittel nach Erkältungssymptomen

▪ Kopfgrippe; Blutandrang im Kopf; Fieber nicht hoch, aber lange; beginnt mit Frieren; Kälteschauer auf dem Rücken; allmählicher Beginn; zittrig; benommen.	Gelsemium C30, 1 Gabe

Homöopathische Mittel nach Erkältungsursache

▪ Nach Zugluft oder Sturm, Wind, Föhn; plötzlich, stürmisch auftretend; akutes Fieber und Erkältungsgefühl.	Aconitum napellus C30, 1 Gabe
▪ Nach nassen Haaren; Hitzegefühl im Kopf; starker Blutandrang zum Kopf; Schweißausbruch; wellenförmiger Krankheitsverlauf.	Belladonna C30, 1 Gabe
▪ Bei dem Gefühl, sich erkältet zu haben als Folge von Unterkühlung und Durchnässung (Regen nass-kalt, nasse Badesachen, kalte Steine); Abkühlung nach Wärme.	Dulcamara C30, 1 Gabe
▪ Erkältung durch Unterkühlung, Durchnässung und gleichzeitiger Überanstrengung (Nasswerden bei Arbeit im Regen, Durchgefroren); Zugluftempfindlichkeit.	Rhus toxicodendron C30, 1 Gabe
▪ Durch trockene Kälte, Feuchtigkeit, kaltes Wetter oder Luftzug ausgelöste Erkältung mit Unwohlsein und gleichzeitigem Frieren und Schwitzen; Erkältungsneigung; innerliche Spannung.	Nux vomica, 1 Gabe

HAUSMITTEL

Weitere unterstützende Maßnahmen

- **Erkältungsbad** mit fertigem Fichtennadelextrakt oder Campher für Erwachsene, Badetemperatur 38–40 °C, nicht länger als 30 Minuten wegen möglicher Kreislaufbelastung. Anschließend im Bett Nachruhen und Ausschwitzen.
- **Suppe:** Inhaltsstoffe von heißer selbst gekochter Hühnersuppe (s. Rezepte S. 184) wirken antibakteriell, erhöhen die Körpertemperatur und lindern Gliederschmerzen.
- **Heißer Ingwertee:** Scheiben von frischem Ingwer in kochendem Wasser mindestens 10 Minuten ziehen lassen und gesüßt mit Honig schluckweise möglichst heiß trinken.
- **Erkältungstee** für die kalte Jahreszeit (s. Rezept S. 184).

Homöopathische Komplexmittel. Die folgenden Arzneimittel können in der Akutsituation alle 30 oder 60 Minuten bis zu 12-mal täglich gegeben werden:

- Engystol® Tabletten (homöopathisches Komplexmittel): Kleinkinder 3-mal täglich ½ Tablette, Schulkinder und Erwachsene 3-mal täglich 1 Tablette.
- Toxi-loges® Tropfen (homöopathisches Komplexmittel): akut 40 Tropfen mehrmals täglich, sonst 3-mal täglich 20 Tropfen.
- Spenglersan® Kolloid G (homöopathisches Komplexmittel): mehrmals täglich (4–6-mal) im Entzündungsbereich sprühen.

Fieber

Als Fieber bezeichnet man eine Temperatur über 38 °C. Zwischen 37 °C und 38 °C sprechen wir von erhöhter Temperatur. Es entsteht, wenn im Körper mehr Wärme produziert wird, als über die Haut abgeleitet werden kann. Der Körper ist normalerweise in der Lage, die Körpertemperatur lange Zeit auf 37 °C zu halten. Fieber ist eine sinnvolle Heilreaktion des Körpers. Bis 39,5 °C bedarf es überhaupt keiner künstlich herbeigeführten Senkung. Bei diesen Temperaturen haben sowohl Bakterien als auch Viren die geringste Chance, sich zu vermehren. Die künstliche Senkung würde den Krankheitsverlauf nur verlängern.

Fieber kann bis 40,5 °C bei Kindern kurzfristig akzeptiert werden. Vorausgesetzt, die Kinder können noch halbwegs am Geschehen teilnehmen und es besteht keine Gefahr des Fieberkrampfs. Kinder haben eine wesentlich höhere Toleranz gegen Fieber als Erwachsene. Fieber fördert die

WICHTIG

Liebe Eltern!

- Bei Kindern mit über 40 °C Fieber sollte stets der Arzt angerufen werden. Das Fieber sollte dann medikamentös gesenkt werden.
- Bei Kleinkindern mit Fieber besteht die Gefahr der Austrocknung, wenn sie nicht ausreichend trinken. Verständigen Sie den Arzt, wenn Ihr Kind nicht mindestens 1,5 Liter Flüssigkeit pro Tag zu sich nimmt. Eventuell wird der Arzt dann eine Infusionsbehandlung durchführen.
- Bei Kindern schwankt die Körpertemperatur sehr stark, sodass die Temperatur öfter gemessen werden muss. Mit der Temperatur steigt auch die Pulsfrequenz. Daher sollte der Puls kontrolliert werden, um eine vermehrte Kreislaufbelastung abschätzen zu können. Kinder bis 2 Jahre haben einen Puls von 120 Schläge pro Minute, 4-jährige Kinder ungefähr 100 pro Minute, 10-jährige etwa 90 pro Minute und Erwachsene 60–80 Schläge pro Minute. Deutliche Abweichungen beim Ruhepuls lassen auf eine Kreislaufbelastung schließen. Bitte benachrichtigen Sie dann den Arzt.

Immunabwehr. Fieber geht auch typischerweise ohne Therapie im Verlauf der Erkrankung zurück.

wichtig

Verständigen Sie einen Arzt, wenn das Fieber zu hoch ist (bei Erwachsenen ab 39,5 °C) und folgende Maßnahmen erfolglos sind: Wadenwickel, Aufdecken, Entkleiden, kalte Abwaschungen, Einlauf oder homöopathische Zäpfchen.

Die Homöopathie wirkt sanft, sicher und regulierend, wenn das Mittel richtig gewählt ist. Außerdem verkürzt sie den Heilverlauf. Wenn bei einer Erkältung das Fieber nicht richtig ausbricht, sollte man eher ein warmes Bad nehmen, um eine erhöhte Temperatur zu erzeugen, um alles »auszuschwitzen«.

Psychosomatische Deutung

Fieber bedeutet Feuer (der Leidenschaft), es wird »warm ums Herz«. Die Stoffwechselaktivität wird gesteigert. Die Abwehrzellen stehen bereit zum Kampf, um die Feinde (Eindringlinge) zu vernichten. Mit jedem Grad Fieber steigt die Kampfkraft um mehr als das Doppelte. Die Bearbeitung der Auseinandersetzung wäre, Kampfbereitschaft auf der geistigen Ebene durch Schlagfertigkeit in Worten zu trainieren. Und zusätzlich »das Feuer der Begeisterung« zu nähren. Die Lösung ist: sich auf Auseinandersetzungen einlassen und sich dem Lebenskampf stellen, im Sinne von Ich-Stärkung.

Homöopathische Mittel nach Symptomen

▪ Am Anfang der Erkrankung, wenn das Fieber plötzlich und heftig einsetzt; Haut: rot, heiß und trocken; Patient: ängstlich und unruhig, verlangt nach Ruhe; starker Durst; Fieber steigt noch; Ursache: Abkühlung und Wind.	Aconitum napellus C30, 1 Gabe
▪ Im weiteren Verlauf der Erkrankung, wenn der Schweiß ausbricht; Haut: feucht, rot, heiß; kalte Hände und Füße; hohes Fieber; schneller, voller Puls; Patient: schwitzt, ist benommen, phantasiert; friert, braucht Wärme und möchte zugedeckt sein trotz Fieber; der heiße Schweiß erleichtert nicht; wenig Durst.	Belladonna C30, 1 Gabe, ggf. nach 6 Stunden wiederholen
▪ Fieber nicht so hoch; Schmerz ist stechend; Haut: heiß, trocken, rot gedunsen; Patient: benommen, unruhig, glasiger Blick; kein Durst, trinkt allenfalls kleine Schlucke eines kalten Getränkes.	Apis C30, 1 Gabe, ggf. nach 6 Stunden wiederholen
▪ Fieber mit Kälteverlangen; Haut: eine Wange blass und kalt, die andere rot und heiß; Patient: schreit schrill; gereizt, nervig.	Chamomilla C30, 1 Gabe
▪ Fieber periodisch, morgens höher, eventuell mit Schüttelfrost; Haut: trocken; Patient: ruhelos, mit Stöhnen; »Zerschlagenheitsgefühl«, wie verrenkt, »rheumatisch«.	Eupathorium perfoliatum C30, 1 Gabe, ggf. wiederholen
▪ Fieber nicht hoch, aber lange, beginnt mit Frieren, Kälteschauer auf dem Rücken; allmählicher Beginn; Patient: zittrig, benommen; Blutandrang im Kopf; »Kopfgrippe«, Kopf wie »zu«.	Gelsemium C30, 1 Gabe
▪ Hoch fieberhafte Zustände von »Blutvergiftung« mit Kollaps; Haut: rot, trocken, eventuell bläulich; Blutungsneigung; viel Durst.	Lachesis C30, 1 Gabe
▪ Fieber bei relativem Wohlbefinden; Patient: Kinder spielen trotz Fieber, merken es nicht, »liegt zeitunglesend im Bett« trotz Fieber«.	Ferrum phosphoricum C30, 1 Gabe, ggf. nach 12 Stunden wiederholen
▪ Fieber mit Muskelschmerzen; Patient: unruhig, findet keinen ruhigen Platz.	Rhus toxicodendron C30, 1 Gabe

HAUSMITTEL

Weitere unterstützende Maßnahmen

Fiebersenkende Maßnahmen für Kinder.

- **Viel trinken**, um den Flüssigkeitshaushalt auszugleichen. Kinder brauchen je nach Körpergewicht (bei 10 kg etwa 100 ml und bei 30 kg bis 350 ml) mehr Flüssigkeit pro Grad Temperaturerhöhung am Tag.
- Wenn Kinder das Trinken verweigern, hat es sich bewährt, mit einer 10-ml-Spritze die Flüssigkeit in den Mund zu spritzen, was erfahrungsgemäß den Kindern mehr Freude macht.
- **Schwitzkur:** Lindenblüten- und Holunderblütentee führen zu vermehrtem Schwitzen. Man nimmt 1 Teelöffel auf eine Tasse, 2 Minuten ziehen lassen und möglichst heiß trinken.
- **Schweißtreibender Kindertee** (s. Rezepte S. 184).
- **Aufdecken und Entkleiden, kalte Abwaschungen** – wenn vom Kind vertragen oder gewünscht. Wenn sich die Kinder dagegen wehren, nicht aufdecken und auch keine Wadenwickel (Belladonna will zugedeckt sein trotz Fieber).
- **Wadenwickel** (s. Rezepte S. 181).
- **Einlauf** (s. Rezepte S. 182).

Homöopathisches Komplexmittel.

- Viburcol® N Zäpfchen (homöopathisches Komplexmittel): Säuglinge 1-mal täglich, Kleinkinder bis 3-mal täglich.

Fiebersenkende Maßnahmen bei Erwachsenen.

- **Viel trinken,** um den Flüssigkeitshaushalt auszugleichen. Erwachsene brauchen normal etwa 2–3 Liter Flüssigkeit, bei Fieber etwa 350–500 ml mehr Flüssigkeit pro Grad Temperaturerhöhung.
- **Schwitzkur:** Lindenblüten- und Holunderblütentee führen zu vermehrtem Schwitzen. Man nimmt 1 Teelöffel auf eine Tasse, 2 Minuten ziehen lassen und möglichst heiß trinken.
- **Wadenwickel** (s. Rezepte S. 181).
- **Einlauf** (s. Rezepte S. 182).

Fieberkrampf

Fieberkrämpfe treten bei 1–6 % aller 1–5-Jährigen auf, wenn das Fieber rasch ansteigt. Die Höhe des Fiebers scheint keine so große Rolle zu spielen. Nach neueren Untersuchungen ist es fraglich, ob fiebersenkende Medikamente einen erneuten Anfall verhindern. In der Regel sind die Anfälle harmlos und hinterlassen keine Schäden, sie sind jedoch oft ein Schock für die Erwachsenen. Meist dauert ein Fieberkrampf nur wenige Sekunden; selten ein paar Minuten.

Psychosomatische Deutung

Der Fieberkrampf ist eine Entladung einer verkrampften Abwehr, besonders der ganz kleinen Kinder. Die Seele blickt nicht mehr durch und kämpft mit verbissener Anspannung um das Leben. Die Lösung wäre: sich mutig dem Kampf zu stellen. Hier sehen wir deutlich, dass sich die Eltern stellvertretend für die Kinder dem Kampf stellen müssen.

Hinweise zur Homöopathie

Wenn das Kind häufig krampft und mehrere Krampfkinder in der Familie sind, sollte eine homöopathische Krampftherapie versucht werden, die in der Regel sehr erfolgreich ist.

Wenn Sie sich mit Fieberkrämpfen auskennen: 5 Kügelchen in ein Glas Wasser und mit einem nicht metallischen Gegenstand mehrmals kräftig umrühren. Aus diesem Glas dann schluckweise trinken lassen.

WICHTIG

Liebe Eltern!

- Wichtig ist es, Ruhe zu bewahren!
- Halten Sie die Atemwege des Kindes frei und verabreichen Sie die homöopathische Arznei.
- Versuchen Sie möglichst schnell das Fieber zu senken (siehe unter »fiebersenkende Maßnahmen«).
- Bei einem Fieberkrampf, der länger als 2–3 Minuten anhält, verständigen Sie unbedingt den Notarzt!

- Allgemeine Maßnahmen:
  - Krampfende Gliedmaßen nicht festhalten.
  - Vor Verletzungen schützen.
  - Weich lagern.
  - Kein Zungenkeil!
  - Kleidung lockern!
  - Stabile Seitenlage.

Homöopathische Mittel bei Fieberkrampf

– Heiß, rot, trocken; plötzlich, heftig; ängstlich.	Aconitum napellus C30, 1 Gabe
– Heiß, rot, schwitzt; große Pupillen; benommen, verwirrt; will Wärme.	Belladonna C30, 1 Gabe
– Wichtiges Mittel: krampft, blaue Lippen; blass; Hände zur Faust geballt.	Cuprum metalllicum C30, 1 Gabe

Halsweh/Mandelentzündung

Halsweh wird bei Kindern zu 90% durch Viren ausgelöst. Es ist homöopathisch gut zu behandeln.

Bei der bakteriellen Mandelentzündung bestehen nur Schluckschmerzen im Bereich der Mandeln. Dabei sind Gaumenbogen, Zäpfchen und Rachenhinterwand hochrot, mit eitrigen Stippchen auf den Mandeln; sie wird nie von Husten oder Schnupfen begleitet.

Psychosomatische Deutung

Die Mandeln sind der Abwehrring (Polizei) gegen feindliche Invasoren (Keime). Der Hals ist der Ort der Einverleibung von Fremdem (Nahrung) und der Ort von Kommunikation oder Verbindung (Stimme). Die Passage nach innen wird umkämpft. Angina heißt übersetzt Enge: »Nicht schlucken wollen«. »Angst zu schlucken«, »sich abschließen gegen äußere Einflüsse«, »nicht mehr alles schlucken wollen«. Die Lösung ist: nicht mehr alles schlucken, sondern kämpfend die Aufnahme bestimmter Dinge verweigern. Oder sich der Haut zu wehren und lernen, auch mal »Nein zu sagen«.

WICHTIG

Liebe Eltern!

Wenn als einzige Beschwerde (kein Schnupfen, kein Husten und keine Ohrenschmerzen) nur starkes Halsweh besteht mit hochrotem Hals, Schluckschmerz, Lymphknotenschwellung und Fieber über 38,5 °C in Verbindung mit eitrigen Mandeln, muss immer der Hausarzt/Kinderarzt aufgesucht werden, um zu klären, ob eine Streptokokkenangina vorliegt.

Homöopathische Mittel bei Halsschmerzen

▪ Zu Beginn im 1. Stadium; Schluckbeschwerden; Kühle bessert; Rachen hellrot, trocken, heiser; besser durch Trinken von Kaltem, dabei durstig.	Aconitum napellus C30, 1 Gabe
▪ Angina hellrot, glänzend; Hals rau und wund, mit Schwellung; Schmerz: hämmernd, klopfend, brennender Schluckschmerz; Wärme bessert; großer Durst; trockene Schleimhäute, feuchte Haut; eher rechtsbetont; möchte den Hals mit Schal einpacken.	Belladonna C30, 1 Gabe
▪ Trockener, stechender Schluckschmerz, kann schwer schlucken; Hals wie zusammengeschnürt; Hals hellrot; glasige Schwellung; Zäpfchen stark geschwollen, wie Wassersack; trockene Schleimhäute; Kälte bessert; kein Durst.	Apis C30, 1 Gabe
▪ Mandelentzündung heftig, zum Ohr ziehend; eine Wange rot und heiß, die andere blass und kalt.	Chamomilla C30, 1 Gabe
▪ Linksbetonte Halsschmerzen; dunkelrot; empfindlich; Schluckschmerzen wie ein Klumpen im Hals oder zusammengeschnürt, strahlt bis in die Ohren; Festes kann besser geschluckt werden als Flüssiges.	Lachesis C30, 1 Gabe
▪ Halskrämpfe wie zu eng; brennend; viel Durst; trockene Kehle.	Cantharis C30, 1 Gabe

HAUSMITTEL

Weitere unterstützende Maßnahmen

- **Halswickel** (s. Rezepte S. 180):
  - Salzwasserwickel (s. Rezepte S. 180).
  - Quarkwickel (s. Rezepte S. 180).
  - Kartoffelwickel (s. Rezepte S. 179).
- **Salbeitee trinken** oder fertige Salbeitinktur, z. B. Salviathymol® liquid (2–3 Tropfen auf 100 ml lauwarmes Wasser).
- **Fencheltee mit Honig** beruhigt den Hals und wirkt antibakteriell.
- **Gurgeln** mit:
  - Emser Salz, 1 Teelöffel Kochsalz auf 1 Liter Wasser.
  - Sonnenblumenöl, 1 Esslöffel.
  - Salbeitee oder Salbeitropfen, 3 Tropfen auf 100 ml.
  - Kamillentee.
  - Wasserstoffsuperoxyd (H_2O_2) zur Desinfektion gurgeln. In der Apotheke gibt es 3 %ige Lösung, die vor der Anwendung 1:10 auf 0,3 % verdünnt wird. Nur für größere Kinder und Erwachsene.

Homöopathische Komplexmittel.
- **Meditonsin®** (homöopathisches Komplexmittel): in der Akutsituation alle 30 oder 60 Minuten bis zu 12-mal täglich nehmen, sonst 3-mal täglich. Säuglinge je 1–3 Tropfen, Kleinkinder je 2–5 Tropfen, Schulkinder je 3–6 Tropfen, Jugendliche und Erwachsene je 5–10 Tropfen.
- **Lymphomyosot®** Tabletten (homöopathisches Komplexmittel): 3-mal täglich 1–3 Tabletten.
- **Immunstimulanz** aus Mikroorganismen (z. B. Symbioflor 1®) alle 2 Stunden 10 Tropfen bis zur Besserung.

Kehlkopfentzündung

Die akute Kehlkopfentzündung der Erwachsenen, die Laryngitis, wird meist durch Viren verursacht, oft im Zusammenhang mit Erkrankungen der Atemwege. Der Häufigkeitsgipfel liegt in der kalten Jahreszeit, wobei meist die Stimmbänder betroffen sind.

Sie äußert sich meist als bellender Husten mit Kratzen und Trockenheitsgefühl im Hals und mit Räuspern. Eine virale Kehlkopfentzündung klingt in der Regel auch ohne spezifische Therapie wieder ab. Die Homöopathie kann den Vorgang wesentlich beschleunigen.

Psychosomatische Deutung

Die heisere Stimme wirkt klanglos, die Stimmbänder sind gereizt, man kann nicht »brüllend die Stimme erheben«.

Lösung könnte sein: sich zurückzunehmen und leiser zu sein. Um anschließend »stimmiger« seine eigene innere Stimme vertreten zu können.

Homöopathische Mittel

■ Brennen in Rachen und Kehle, mit Durst.	Cantharis C30, 1 Gabe
■ Kehlkopfentzündung, trockene Heiserkeit; auch vorbeugend geben.	Ferrum phosphoricum C30, 1 Gabe
■ Kitzeln, Kehlkopfentzündung, Hustenreiz.	Allium cepa C30, 1 Gabe
■ Kratzender Rachen vom Reden oder Rauchen.	Nux vomica C30, 1 Gabe
■ Heiserkeit abends.	Carbo vegetabilis C30, 1 Gabe
■ Wunde, trockene Kehle; Kehlkopf und Speiseröhre trocken; Wärme bessert; möchte den Hals mit einem Schal einpacken; großer Durst.	Belladonna C30, 1 Gabe
■ Heiser, wunder Rachen; »Brustgrippe«, Knochen und Muskeln wie zerschlagen, verrenkt.	Eupathorium perfoliatum C30, 1 Gabe
■ Kruppanfall mit plötzlicher Atemnot um Mitternacht; ängstlich, unruhig; will Kühle.	Aconitum napellus C30, 1 Gabe

HAUSMITTEL

Weitere unterstützende Maßnahmen

- **Inhalieren** von Kochsalzlösung (s. Rezepte S. 181).
- Feuchte Tücher auf die Heizung legen, um die **Raumfeuchtigkeit** zu erhöhen.
- **Kartoffelwickel** (s. Rezepte S. 179).
- **Schmalzwickel** (s. Rezepte S. 180).
- **Stimme schonen,** aber nicht flüstern (Flüstern beansprucht die Stimmbänder zu sehr).
- **Warme, aber nicht zu heiße Getränke** wie z. B. Tee mit Honig trinken.
- **Lutschen von Pastillen,** um den Speichelfluss anzuregen, z. B. Ipa-

lat® Halspastillen oder Isla Moos® mehrmals am Tag lutschen.
- Gurgeln mit:
  - Emser Salz oder, wenn nicht vorhanden, 1 Teelöffel Kochsalz auf 1 Liter Wasser.
  - Salbei als Salbeitee oder Salbeitropfen 3 Tropfen auf 100 ml (z. B. Salviathymol®).
  - Holunderblütentee: 1 gehäufter Esslöffel Holunderblüten auf 200 ml kochendes Wasser.
  - Kamillentee.

Bronchitis/Akuter Infekt der Atemwege

Bronchitis ist eine häufige Erkältungskrankheit und wird zu über 90 % durch Viren ausgelöst. Die wichtigsten Maßnahmen sind: Auswurf fördern und Hustenreiz lindern. Die Bronchitis lässt sich fast immer mit homöopathischen Mitteln und Hausmitteln heilen. Die häufige Antibiotikagabe wird heute wegen der sinnlosen Übertherapie und einer zunehmenden Resistenzentwicklung der Bakterien nicht mehr empfohlen.

Anders ist es bei einer bakteriellen Lungenentzündung von Risikopatienten. Bei ihnen sind Antibiotika häufig erforderlich. Eine Lungenentzündung erkennt man daran, dass der Patient bei schlechtem Allgemeinzustand sehr krank ist, das Fieber nicht zurückgeht, keine Besserung der Krankheitszeichen eintritt und er an zunehmenden Atembeschwerden leidet. Die Atmung wird deutlich schneller als sonst. Sie gehört zu den sehr ernst zu nehmenden Erkrankungen, insbesondere bei Säuglingen und alten Menschen mit Lungenvorerkrankungen. Sie erfordert immer ärztliche Hilfe!

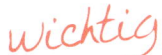

Eine akute Bronchitis, die sich nach 14 Tagen noch nicht gebessert hat, muss unbedingt vom Arzt kontrolliert werden. Es muss eine Lungenentzündung ausgeschlossen werden.

Psychosomatische Deutung

Die Bronchien sind die Verbindung von der Innen- zur Außenwelt. Lunge bedeutet Kontakt, Kommunikation und Freiheit. Hustend kann man aggressiv Distanz schaffen, sich »die Menschen vom Leib halten« im Sinne von: jemandem etwas husten, hüsteln, wie ein Hund bellen. Die Lösung ist: die Grenzen erweitern (Lunge weitet sich), die Atmung verbessern. Die Aggression wandeln, indem man seine Meinung in der offenen Auseinandersetzung sagt.

Homöopathische Mittel bei trockenem Husten ohne Auswurf

Plötzlicher Husten.	Aconitum napellus C30, 1 Gabe; Mittel sofort am Anfang geben, damit sich die Krankheit nicht ausbreitet
Trockener Husten, auch krampfartig, tief bellend, trocken, hart; Patient verlangt nach Wärme; Verschlimmerung um Mitternacht und beim Hinlegen; Brust ist wund. Auch bei bellendem Reizhusten angezeigt.	Belladonna C30, 1 Gabe, ggf. täglich wiederholen

Homöopathische Mittel bei trockenem Husten ohne Auswurf

▪ Brustgrippe mit Fieber und Zerschlagenheitsgefühl der Rippen, muss den Brustkorb beim Husten halten, da er so schmerzhaft ist.	Eupathorium perfoliatum C30, 1 Gabe

HAUSMITTEL

Weitere unterstützende Maßnahmen

Bei trockenem Husten.

▪ **Viel trinken.** Bei Atemwegserkrankungen muss zur Entgiftung und zur Hilfe bei der Ausscheidung viel Flüssigkeit getrunken werden, am besten täglich 2–3 Liter warmer Tee oder Mineralwasser. Nur durch ausreichende Flüssigkeit kann das Sekret verflüssigt und abgehustet werden.

▪ **Thymian- und Fencheltee** ist bewährt bei Husten.

▪ **Reizhusten-Teemischung** (s. Rezepte S. 185).

▪ **Inhalieren von Kochsalzlösung** (s. Rezepte S. 181).

▪ Feuchte Tücher auf die Heizung legen, um die Raumfeuchtigkeit zu erhöhen.

▪ **Duftlampen** mit Rosmarin- und Thymianöl wirken positiv auf die entzündeten Schleimhäute.

▪ **Heiße Umschläge** auf Brust und Rücken.

▪ **Kartoffelwickel** (s. Rezepte S. 179).

▪ **Ölwickel** (s. Rezepte S. 180).

▪ **Schmalzwickel** (s. Rezepte S. 180).

▪ **Heiße Quarkbrustwickel** (s. Rezepte S. 180).

Homöopathische Komplexmittel:

▪ Phoenix camphora® (homöopathisches Komplexmittel): 3-mal täglich 5–20 Tropfen.

▪ Kräuterextrakt (z. B. Umckaloabo®): Erwachsene und Jugendliche 3-mal am Tag 30 Tropfen, Schulkinder 3-mal am Tag 20 Tropfen, Kleinkinder 3-mal am Tag 10 Tropfen.

Homöopathische Mittel bei trockenem Husten mit feuchtem Auswurf

▪ Anhaltender krampfhafter Husten; viel geschmackloser grünlicher Schleim.	Dulcamara C30, 1 Gabe, ggf. täglich wiederholen

HAUSMITTEL

Weitere unterstützende Maßnahmen

Bei Husten mit feuchtem Auswurf.
- **Einreiben** (s. Rezepte S. 181).
- **Hustensaft** kann man sich in der Apotheke anfertigen lassen oder, wenn keine Apotheke erreichbar ist, selbst herstellen:
  - Rettichsirup (s. Rezepte S. 183).
  - Zwiebelsirup (s. Rezepte S. 183).

Medikamente.
- Efeublätterextrakt (z. B. Prospan® Hustensaftlösung): Kleinkinder 2-mal täglich 2,5 ml, Schulkinder 2-mal täglich 5 ml mit beigefügtem Messbecher.
- Thymianextrakt.
- Kräuterextrakt (z. B. Gelomyrtol® forte): Erwachsene und Jugendliche ab 12 Jahre 3–4-mal täglich 1 Weichkapsel.

Schnupfen/Sinusitis

Schnupfen ist eine häufige Infektionskrankheit. Durchschnittlich erkranken Erwachsene 1–3-mal und Kinder 3–8-mal im Jahr daran. Schnupfen wird durch Viren ausgelöst. Wichtig ist, dafür zu sorgen, dass das Sekret aus den Nebenhöhlen abläuft. Im Wesentlichen sind die gleichen Therapiemaßnahmen sinnvoll, die auch unter Bronchitis aufgeführt sind.

Psychosomatische Deutung

Die Sekrete des Schnupfens kommen aus den Nasennebenhöhlen. Die Höhlen stehen für Leichtigkeit und Luftigkeit. Der Riecher ist blockiert: Wir sind verschnupft, haben »die Nase voll« und schaffen Distanz. Die Lösung: den Schleim (die Blockierung) loswerden, seinem Ärger Luft machen. Und Raum für Neues schaffen, den Kopf quasi wieder »frei« bekommen.

Vorbeugende Maßnahmen

Bei immer wiederkehrendem Schnupfen und chronischer Sinusitis zur Verbesserung der Abwehr: Odonton-Echtroplex® Mischung (homöopathisches Komplexmittel): 3-mal täglich 40 Tropfen über einige Wochen. Immunstimulanz aus Mikroorganismen (z. B. Symbioflor 1® Tropfen): Erwachsene sollen 3-mal täglich 30 Tropfen über mehrere Wochen einnehmen und Kinder 3-mal täglich 20 Tropfen. Die Tropfen sollten eine Weile im Mund behalten werden. Eigenblutnosode nach Imhäuser über 4 Monate (s. Rezepte S. 186).

HAUSMITTEL

Weitere unterstützende Maßnahmen

- **Viel trinken:** 3–4 Liter, um die Ausscheidung zu unterstützen.
- **Inhalieren** von Kochsalzlösung: 1 EL Salz auf 1 Liter Wasser.
- **Nasenspülungen** mit physiologischer Kochsalzlösung (s. Rezepte S. 182).
- **Mundspülungen** mit warmem Salzwasser, Kamillentee oder Salbeitee.
- **Heiße Zwiebelmilch** (s. Rezepte S. 184).

Medikamente bei Sinusitis zur äußeren Anwendung.

- Euphorbium comp. Nasentropfen SN (homöopathisches Komplexmittel): 3–5-mal täglich 1–2 Sprühstöße in jedes Nasenloch sprühen, Kleinkinder 3–4-mal täglich 1 Sprühstoß.
- Sesamöl mit ätherischen Ölen (z. B. GeloSitin® Nasenpflegepumpspray): je nach Bedarf mehrmals täglich 1–2 kräftige Sprühstöße in jedes Nasenloch.

- Emser Nasensalbe Sensitiv: Innere Nasenflächen mehrmals täglich bestreichen.
- Immunstimulanz aus Mikroorganismen (z. B. Symbioflor 1®): 2–3 Tropfen mehrmals täglich durch die Nase hochziehen.

Medikamente bei Sinusitis zur innerlichen Anwendung.

- Cinnabaris Pentarkan® H Tabletten (homöopathisches Komplexmittel): bei akuten Beschwerden halbstündlich 1 Tablette (höchstens 6 Tabletten täglich). In chronischen Fällen 1–3-mal 1 Tablette.
- Tabletten aus Kräuterextrakt (z. B. Sinupret® forte): Jugendliche ab 12 Jahre und Erwachsene 3-mal täglich 1 Tablette forte, Schulkinder 3-mal täglich 1 Tablette.

Homöopathische Mittel bei Stockschnupfen

- Plötzlicher Schnupfenbeginn infolge von Unterkühlung oder Zug; plötzliches Niesen; fröstelt.	Aconitum napellus C30, 1 Gabe
- Unterdrückter Schnupfen, der nicht fließt; geschwollene, aber trockene Nase; Niesreiz ohne Niesen.	Belladonna C30, 1 Gabe, ggf. nach 6 Stunden wiederholen
- Sommerschnupfen; Folge von Durchnässung; Stockschnupfen.	Dulcamara C30, 1 Gabe

Homöopathische Mittel bei Stockschnupfen

■ Schnupfen durch Abkühlung; fließt tagsüber, stockt in der Nacht; besser draußen.	Nux vomica C30, 1 Gabe

Homöopathische Mittel bei Fließstopfen

■ Herbstbronchitis mit lockerem, sich lösendem Auswurf, der mild, dick und grün ist; viel geschmackloser Schleim; durch abkühlendes Wetter.	Dulcamara C30, 1 Gabe
■ Wunde, fließende Nase; matt, schlaff.	Gelsemium C30, 1 Gabe
■ Fließender Schnupfen tagsüber, stockt aber in der Nacht.	Nux vomica C30, 1 Gabe
■ Wässriger Fließschnupfen; Tropfnase, wundmachend an den Nasenflügeln; milde Tränen; schlimmer in warmen Räumen.	Allium cepa D6, 1 Gabe 3-mal täglich Kann akut alle 10 Minuten gegeben werden, bis eine Besserung eintritt.
■ Wässrig, brennend; Niesreiz, der nicht bessert; Nase und Oberlippe wund und rot; Frieren; Wärme bessert; Verschlimmerung draußen.	Arsenicum C30, 1 Gabe

Homöopathische Mittel bei Sinusitis

■ Stirnhöhlenkatarrh; Kopfgrippe; Kopf wie »zu«; müde, matt, schlaff, innerlich zittrig, teilnahmslos, schwindelig.	Gelsemium C30, 1 Gabe, ggf. täglich wiederholen
■ Klopfend, pulsierend; trockene Nase; Druck auf der Nasenwurzel; heftiger Schmerz; Wärme bessert.	Belladonna C30, 1 Gabe, ggf. täglich wiederholen

93

Ohrenschmerzen

Ohrenschmerzen sind bei Kindern sehr häufig, da der Verbindungsgang – die sogenannte Eustachische Röhre (Tube) – zur Nase noch recht kurz und fast horizontal ist. Die Ohrenschmerzen bessern sich auch ohne Behandlung in 70 % der Fälle. Die Mittelohrentzündung wird anfänglich meist durch Viren verursacht, erst wenn das Sekret durch die Tube nicht abfließen kann, kommt es zu einer bakteriellen Besiedlung – meist nach vorangegangenem Schnupfen. Antibiotika sind bei der akuten Mittelohrentzündung nicht geeignet. Zuerst muss immer das Sekret (auch der Eiter) abfließen können. Chronische Mittelohrentzündungen entstehen oft durch zu frühe Antibiotikagabe, wenn der Eiter gleichzeitig nicht abfließen kann. Die Krankheit entsteht durch ein Zuschwellen der Tube. Damit fehlt der Luftaustausch und die Flüssigkeit aus dem Innenohr kann nicht ablaufen. Das Wichtigste sind daher abschwellende Maßnahmen mit Nasentropfen oder homöopathischen Medikamenten.

Psychosomatische Deutung

Die Ohren stehen für Gehorsam: »Nicht hören«, »nicht gehorchen wollen«, »Wer nicht hören will, muss fühlen«. Schmerz ist der Hilfeschrei des Hörorgans. Lösung könnte sein: die offensive Auseinandersetzung mit dem Thema Gehorchenlernen. Auf die innere wie die äußere Stimme hören und ihnen gehorchen können.

Hinweise zur Homöopathie

Ohrenschmerzen sprechen bei Kindern gut auf Belladonna an. Erwachsene haben selten Ohrenschmerzen.

WICHTIG

Liebe Eltern!

Wenn nach 3–7 Tagen keine deutliche Besserung eintritt, können nach ärztlicher Kontrolle Antibiotika in Erwägung gezogen werden.

Homöopathische Mittel

Zu Beginn; nächtliche Schmerzen; plötzliches Fieber; Auslöser: Kälte, Wind und Zugluft.	Aconitum napellus C30, 1 Gabe
häufigstes Mittel; heftige Mittelohrentzündung; zu Beginn, wenn hochrot; plötzlich hohes Fieber; klopfend-pulsierender oder wehenartiger Schmerz; Wärme und Ruhe bessern.	Belladonna C30, 1 Gabe

Homöopathische Mittel

▪ Mittelohrentzündung durch kalte Luft; anfallsweiser Schmerz; reizbar; eine Wange rot, die andere blass; heftiger, unerträglicher, stechender Ohrenschmerz, besonders zur Zeit der Zahnung; Kälte bessert.	Chamomilla C30, 1 Gabe
▪ Tubenkatarrh durch Schwellung im Rachen.	Apis C30, 1 Gabe
▪ Mittelohrentzündung der Kinder; wenn nach der Akutphase und Gabe von Aconitum/Belladonna noch Schmerzen; oder bei einem leichten Katarrh (eventuell Belladonna und Ferrum im Wechsel); Schmerzen: klopfend, stechend, weniger stark.	Ferrum phosphoricum D12, 2-mal täglich 1 Gabe
▪ Mittelohrentzündung bei jedem Wetterwechsel; trockene Wärme lindert.	Dulcamara C30, 1 Gabe

HAUSMITTEL

Weitere unterstützende Maßnahmen

- **Nasenspülungen** (s. Rezepte S. 182).
- **Zwiebelsäckchen** (s. Rezepte S. 180).

Medikamente bei Ohrenschmerzen.
- Sesamöl mit ätherischen Ölen (z. B. GeloSitin® Pumpspray): nach Bedarf mehrmals täglich 1–2 kräftige Sprühstöße in jedes Nasenloch.
- Euphorbium comp. Nasentropfen SN® (homöopathisches Komplexmittel): 3–5-mal täglich 1–2 Sprühstöße in jedes Nasenloch.
- Otovowen ®Tropfen (homöopathisches Komplexmittel): Säuglinge bekommen 3-mal 2–4 Tropfen, Kleinkinder 3-mal 7 Tropfen, Erwachsene 3-mal 15 Tropfen, bis keine Beschwerden mehr bestehen. Am Anfang auch stündliche Gaben.

Medikamente bei chronischer Mittelohrentzündung.
- Immunstimulanz aus Mikroorganismen (z. B. Symbioflor 1®): 3-mal 15 Tropfen einnehmen und zusätzlich in jedes Ohr 2 Tropfen über einen längeren Zeitraum.
- **Eigenblutnosode** (s. Rezepte S. 186).

95

Von Kopf bis Fuß

Im folgenden Kapitel sind nacheinander häufige Beschwerden von »Kopf bis Fuß« aufgeführt: Angefangen bei Augenbeschwerden über Kreislaufstörungen, besondere seelische Zustände bis hin zu Moskitostichen. Wenn Sie dieses Kapitel lesen, sollten Sie wichtige Informationen zu Beschwerden, die immer wieder in Ihrer Familie vorkommen, markieren. So können Sie später schneller darauf zugreifen, wenn die jeweilige Beschwerde wieder bei einem Familienmitglied auftritt.

Augenbeschwerden

Augenbeschwerden entstehen entweder durch Bakterien, Zugluft, Fremdkörper, durch Trockenheit oder Verletzung. Leichte Probleme sind gut selbst zu behandeln. Die Homöopathie kann viele Augensymptome bessern.

wichtig

Bei plötzlichen Sehverschlechterungen, starken Schmerzen oder anhaltenden Symptomen ist auf jeden Fall ein Augenarzt aufzusuchen. Selbstverständlich muss der Betroffene dorthin begleitet werden und darf nicht am Straßenverkehr teilnehmen.

HAUSMITTEL

Weitere unterstützende Maßnahmen

Bei Entzündung, Fremdkörpergefühl.
- **Teebeutel:** Geschwollene und überanstrengte Augenlider können durch warme Kamillenteebeutel oder durch Augenkompressen (Wattebällchen, Abschminkpads), getränkt mit Kamillentee, bei einer Anwendung über etwa 10 Minuten gelindert werden.
- Auch Gerstenkörner bessern sich mit Kamillenteeumschlägen: 3-mal täglich für 10 Minuten, so heiß wie möglich.
- **Auflagen:** Weitere Möglichkeiten sind Quarkauflagen aus Magerquark sowie die Auflage von frischen Gurkenscheiben.
- **Augensalbe** mit Dexpanthenol (z.B. Bepanthen® Roche): 2–3-mal täglich einen 1 cm langen Salbenstrang in den Bindehautsack geben.

Homöopathische Mittel nach Symptomen

■ Akute, plötzlich auftretende Entzündung am Auge; Kühle lindert.	Aconitum napellus C 30, 1 Gabe
■ Berührungsempfindliche Augen; Lichtempfindlichkeit; Wärme bessert.	Belladonna C30, 1 Gabe
■ Geschwollene und brennende, stechende Augenlider.	Apis C30, 1 Gabe
■ Bindehautentzündung, brennend.	Arsenicum album C30, 1 Gabe, ggf. wiederholen
■ Schmerzhafte Augäpfel.	Eupathorium perfoliatum C30, 1 Gabe
■ Sehstörungen (trübsichtig).	Gelsemium C30, 1 Gabe
■ Augenflimmern, immer wieder mal auftretend.	Gelsemium C30, 1 Gabe
■ Doppelsehen.	Gelsemium C30, 1 Gabe
■ Schwere Augenlider, bekommt sie kaum auf.	Gelsemium C30, 1 Gabe
■ Gerstenkörner, mit häufigen Rückfällen.	Staphisagria C30, 1 Gabe, für mehrere Tage
■ Trockene Augen morgens, mit Krusten oder »verbuttert« mit gelblichem Sekret.	Staphisagria C30, 1 Gabe, ggf. für mehrere Tage
■ Lichtscheu, besonders drinnen, draußen ist alles besser; milder Tränenfluss.	Allium cepa C30, 1 Gabe

Psychosomatische Deutung

Das Auge steht für Einsicht, Durchblick. Funkelnde Augen lassen tief in die Seele blicken. Mit einem intensiven Augenkontakt setzt man sich der Wahrheit aus. Scheuklappen bewirken, dass wir ein-äugig sind oder dass wir vor Liebe blind sind. Blicke können töten. Das Auge hat die Aufgabe, optische Eindrücke hereinzulassen. Die Welt so wahrzunehmen, wie sie ist, und dabei seelische Nähe oder Distanz auszudrücken.

Nasenbluten

Bei Verletzung von Gefäßen der stark durchbluteten Nasenschleimhaut, kommt es zu Nasenbluten. Ursachen: Häufig ohne Grund bei eher zarten Kindern und Jugendlichen; bei Verletzung durch Sturz oder Schlag oder Nasenbohren; bei Erwachsenen auch als Folge einer Grunderkrankung.

Psychosomatische Deutung

Nasenbluten ist in den allermeisten Fällen harmlos. Es signalisiert aber eindrucksvoll, im Sinne eines dramatischen Blutopfers, wie schlecht es dem Betroffenen geht. Das Blut steigt zu Kopf. Man sollte bei den meist zarten Kindern die Lebensenergie durch abhärtende Maßnahmen stärken.

HAUSMITTEL

Weitere unterstützende Maßnahmen

- Den Kopf nach vorn beugen und die Nasenflügel für einige Minuten zusammendrücken, damit das Blut nicht hinten in den Rachen läuft. Zusätzlich kommen kalte Umschläge auf den Nasenrücken und in den Nacken.
- Wenn wider Erwarten die Blutung nicht zum Stehen kommt, muss von einem HNO-Arzt die empfindliche Schleimhautstelle (Locus Kiesselbachi) verödet oder tamponiert werden.

Homöopathische Mittel

- Nasenbluten bei eher hellhäutigen Kindern, hellrot stark.	Ferrum phosphoricum C30, 1 Gabe
- Nasenbluten, dunkelrot.	Lachesis C30, 1 Gabe
- Nasenbluten, hellrot, pulsiert.	Belladonna C30, 1 Gabe
- Nasenbluten, nach Sportverletzung oder Nasenbohren.	Arnica C30, 1 Gabe

Heuschnupfen

In Deutschland leiden bis zu 20 % der Bevölkerung an einer Pollenallergie. Die Anzahl steigt seit 30 Jahren ständig an. Heuschnupfen ist in den Entwicklungsländern völlig unbekannt.

Eine Allergie gegen blühende Gräser und Bäume, Tierhaare oder Hausstaub liegt bei Heuschnupfen am häufigsten vor. Diese sogenannten »Allergene« reizen die Schleimhaut von Nase und Augen.

Experimentell konnte nachgewiesen werden, dass seelische Anspannung den Zustand der Schleimhäute beeinflusst. So führen Angst oder Gereiztheit in einer ausweglos erscheinenden Situation, die nicht durch Aggression oder Flucht abgewehrt werden kann, zu einer Schwellung der Schleimhaut.

Psychosomatische Deutung

Allergie ist ein Kampf oder Krieg. Das Immunsystem ist in maximaler Alarmbereitschaft. Millionen von Kampfzellen sind sofort zur Stelle und stürzen sich in einem gnadenlosen Kampf auf die wenigen Eindringlinge, als müssten wir uns unserer Haut wehren. Es tobt eine Schlacht – Zelle gegen Zelle. Der Körper lässt sich herausfordern, in Form von heftigsten Reaktionen auf die Allergene. Das Immunsystem

---

HAUSMITTEL

Weitere unterstützende Maßnahmen

- Während der Flugzeit der Pollen längeren Aufenthalt im Freien meiden.
- In der Pollensaison die Haare vor dem Schlafengehen waschen und tagsüber getragene Kleidung außerhalb des Schlafzimmers ablegen.
- Nasenspülungen täglich 2-mal (s. Rezepte S. 182).
- Nasensalbe mit Dexpanthenol: Die Salbe in der Nase erschwert den Schleimhautkontakt für Pollen.

Homöopathische Komplexmittel.
Diese Arzneimittel können in der Akutsituation alle 30 oder 60 Minuten bis zu 12-mal täglich gefahrlos gegeben werden.

- Allergo-loges® Tropfen (homöopathisches Komplexmittel): 1–3-mal täglich je 5–10 Topfen.
- Heuschnupfenmittel DHU (homöopathisches Komplexmittel): 5 Tropfen oder 1 Tablette 3-mal täglich.
- Spenglersan Kolloid K (homöopathisches Komplexmittel): 3–6-mal täglich je 3 Tropfen in jedes Nasenloch hochschnupfen. Bei starken Beschwerden erfolgen Einreibungen mit 10 Tropfen Kolloid G in die Ellenbeuge.

99

Homöopathische Mittel

■ Heuschnupfen mit heftigem anhaltendem Niesen und wässrigem Fließschnupfen; draußen ist alles besser.	Allium cepa C30, 1 Gabe

betrachtet aus tiefer, unbewusster, kollektiver Angst auch Freunde als Feinde. Damit existiert ein überzogenes Feindbild, weil sich unser Körper gegen natürliche Dinge wehrt. Pollen sind männlicher Samen im Überfluss. Die meisten Allergene haben etwas mit Trieb, Sexualität und Erotik zu tun. Die Lösung könnte sein: sich bewusst auseinandersetzen mit den gemiedenen und abgewehrten Bereichen und mutig die »heißen Eisen« anfassen.

Vorbeugende Maßnahmen

Eigenblutnosode nach Imhäuser (s. S. 186). Symbioflor 1®:Erwachsene und Kinder nehmen 3-mal täglich 20 Tropfen über mehrere Wochen ein. Die Tropfen sollten eine Weile im Mund behalten werden.

Mundtrockenheit

Mundtrockenheit wird oft begleitet von Mund- und Zungenbrennen, Geschmacks- und Schluckstörungen. Durch die Austrocknung der Schleimhaut gerät die sogenannte Mundflora (Besiedlung der Mundhöhle mit nützlichen Bakterien als Barriere gegen Keime) aus dem Gleichgewicht, sodass sich Krankheitserreger leichter im Mund ansiedeln können. Es kann z. B. zu Mundsoor und Aphthen (s. S. 101) kommen. Ursachen für Mundtrockenheit können sein: Flüssigkeitsmangel, Genussgifte (z. B. Tabak, Alkohol, Kaffee), Medikamente (z. B. Antibiotika, Schmerzmittel), Diabetes mellitus u. v. m.

Homöopathische Mittel bei Mundtrockenheit

■ Trockenheitsgefühl im Mund.	Belladonna C30, 1 Gabe
■ Brennen im Mund mit Durst.	Cantharis C30, 1 Gabe
■ Trockener Mund mit ständigem Durst; hohes Fieber ohne Schweiß.	Lachesis C30, 1 Gabe

Aphthen

Die linsengroßen, schmerzhaften einzelnen Aphthen im Mundbereich treten häufig bei Kindern auf. Zusätzlich mit üblem Mundgeruch und fest haftenden weißgelben Belägen. Oft in Verbindung mit Candidamykosen (das heißt eine durch Hefepilze hervorgerufene Infektionskrankheit). Aphthen sind weder gefährlich noch ansteckend und verheilen nach einigen Tagen wieder. Mit den »Mundfäulen« (s. u.) haben sie lediglich die Schmerzen gemeinsam. Aphthen können ein Hinweis auf einen beginnenden Vitaminmangel oder eine Immunstörung sein.

Vorbeugende Maßnahmen

Bei immer wiederkehrenden Aphthen: Immunstimulanz aus Mikroorganismen (z. B. Paidoflor® Kautabletten): 1–3-mal täglich nehmen Erwachsene 3 Kautabletten, Schulkinder 2 Kautabletten und Kleinkinder 1 Kautablette. Zink-Mineralstoffpräparat (z. B. Zinkorot 25 Tabletten): Es wird über mehrere Wochen täglich 1 Tablette eingenommen. Eigenblutnosode nach Imhäuser (s. Rezepte S. 186).

Homöopathische Mittel bei Aphthen

■ Bläschen um den Mund; Soor an Mund und Nase.	Borax D3, 1 Tablette, 3-mal täglich
■ Aphthen im Mund; Durst auf kaltes Wasser.	Carbo vegetabilis C30, 1 Gabe

HAUSMITTEL

Weitere unterstützende Maßnahmen

Äußerliche Anwendung.

■ Myrrhentinktur Kräuterextrakt (z. B. Hofmann's®): 2–3-mal täglich mit unverdünnter Myrrhentinktur einpinseln oder mit 30–60 Tropfen auf 1 Glas Wasser spülen.

■ Flüssiger Kräuterextrakt (z. B. Salviathymol® liquid): 2–3 Tropfen auf 100 ml lauwarmes Wasser geben und mehrmals täglich den Mund damit spülen.

■ Kräuterextrakt aus Salbei (z. B. Aperisan Mundgel®): Ein etwa erbsengroßes Stück Gel mehrmals täglich auf die schmerzenden Stellen auftragen und leicht einmassieren.

Schwindel

Unter Schwindel verstehen wir einen Zustand, bei dem der betreffende Mensch vorübergehend durch Gleichgewichtsstörungen die Orientierung im Raum verliert. Ausgelöst wird er oft durch eine Fehlleitung des Gleichgewichtsorgans: Schwindel kann harmlos sein, wie z.B. Reiseschwindel. Er kann aber auch das erste Symptom schwerer Erkrankungen bedeuten. Immer wenn Schwindel mit einer Störung des Ohres verbunden ist, mit Übelkeit und Erbrechen einhergeht oder mit der Unfähigkeit, ohne fremde Hilfe zu gehen, und plötzlich auftritt, ist eine sofortige ärztliche Abklärung erforderlich.

Homöopathische Mittel nach Symptomen

▪ Schwindel und Benommenheit nach dem Aufstehen.	Cocculus C30, 1 Gabe
▪ Altersschwindel.	Cocculus C30, 1 Gabe täglich für einige Tage
▪ Schwindel bei niedrigem Blutdruck.	Gelsemium C30, 1 Gabe
▪ Schwindel beim Schließen der Augen, taumelt.	Lachesis C30, 1 Gabe
▪ Schwindelig durch niedrigen Blutdruck; Kollapsgefühl.	Veratrum album C30, 1 Gabe
▪ Hirndurchblutungsstörung mit Schwindel.	Cocculus C30, 1 Gabe
▪ Benommenheit, Schläfrigkeit; Denkblockade; mag sich nicht bewegen.	Gelsemium C30, 1 Gabe

HAUSMITTEL

Weitere unterstützende Maßnahmen

Homöopathisches Komplexmittel bei chronischem Verlauf

▪ Vertigoheel® Tabletten (homöopathisches Komplexmittel): 3-mal täglich 1 Tablette.

Medikamente bei Durchblutungsstörungen, Gedächtnisstörungen, Schwindel, Tinnitus:

▪ Ginkgo-Trockenextrakt (z. B. Tebonin® intens 120 mg Filmtabletten): 2-mal täglich 1 Filmtablette nehmen.

Kreislaufstörungen

Kreislaufstörungen treten vor allem beim Aufstehen aus der Hocke oder während längeren Stehens auf. Der Blutdruck sinkt, da das Blut in den Beinen versackt, und das Gehirn wird nicht mehr ausreichend mit Sauerstoff versorgt. Es beginnt oft mit Schwindelgefühl und Augenflimmern und kann bis zur Ohnmacht gehen. Der niedrige Blutdruck ist keine ernsthafte Erkrankung. Konventionelle Medikamente haben bei niedrigem Blutdruck und Kreislaufstörungen keine nachgewiesene Wirksamkeit. Bei der Ohnmacht hilft der Körper sich selbst, indem die Hirndurchblutung durch das Zusammensacken im Liegen wieder normal wird. Die Ohnmacht dauert in der Regel nur wenige Sekunden bis maximal 3 Minuten.

HAUSMITTEL

Weitere unterstützende Maßnahmen

Medikamente.

- Herz-Kreislauf-Tropfen aus Kräuterextrakt(z. B. Korodin®): In akuten Fällen 15 Tropfen verabreichen, dann im Abstand von 15 Minuten jeweils weitere 5 Tropfen geben. In chronischen Fällen: 3-mal täglich 10 Tropfen.

Psychosomatische Deutung

Beim niedrigen Blutdruck oder den »Kreislaufstörungen« haben wir kein rechtes Ziel. Das Blut (Lebenskraft) hat keinen Widerstand. Man geht nicht bis an die eigene Grenze und es führt zum Rückzug ins Unbewusste. Durch den mangelnden

Homöopathische Mittel bei Kreislaufschwäche

- Plötzliche ohnmächtige Schwäche; Kreislaufkollaps mit Schwäche durch erlahmte Blutzirkulation mit kaltem Schweiß, eiskalter Haut und Frieren. Reagiert nicht, bekommt aber alles mit; möchte Luft zugefächelt haben.	Carbo vegetabilis C30, 1 Gabe
- Kreislaufkollaps mit Übelkeit, Kreislaufstörungen, oder drohender Kollaps; »Ohnmacht«; Schwächeanfall beim Aufstehen oder Aufsitzen; besser im Liegen; niedriger Blutdruck, Schwindel beim Bücken; heftiges Herzklopfen; rascher, schwacher oder langsamer Puls.	Veratrum album C30, 1 Gabe

WICHTIG

Erste Hilfe-Maßnahmen

- Bei Ohnmacht: Beine hochlagern und warten bis die Lebensgeister wieder kommen, dann noch etwas liegen lassen und anschließend trinken lassen
- Wenn nicht innerhalb weniger Sekunden wieder ansprechbar, Patient in stabile Seitenlage bringen und ärztliche Hilfe anfordern.
- Bei länger andauernder Ohnmacht (länger als 3 Minuten), liegt ein ernster Notfall vor, der notärztliche Versorgung erfordert.

Druck sind wir wie niedergeschlagen, das heißt, wir leisten passiven Wiederstand (kommen morgens nicht aus dem Bett), wollen nicht ins Leben gehen. Die Lösung wäre: Anpassung, Demut und Hingabe an das Leben. Zeitnehmen, z.B. in Form von Meditationen, Autogenes Training.

Vorbeugende Maßnahmen

Bei Menschen mit Kreislaufstörungen: viel trinken. Morgens langsam aufstehen und vorher die Beine bewegen. Große Hitze und Sonnenbaden vermeiden. Zur Kreislaufabhärtung: Kneipp'sche Anwendungen, kalte Armbäder, Wechselduschen, Bürstenmassagen – wirken kreislaufanregend. Abhärtung durch Sauna. Ausdauersport.

Herzbeschwerden

Herzbeschwerden sind, bis zum Beweis des Gegenteils, als ernsthafte Erkrankungen einzuordnen, die dringend ärztlich abgeklärt werden müssen! Wenn sich die Beschwerden als funktionell herausstellen, ist die Homöopathie eine gute Behandlungsmöglichkeit. Sie ist ebenfalls zur Zeitüberbrückung hilfreich bis zum Eintreffen des Arztes bei ernsten Situationen.

wichtig

Herzerkrankungen gehören nicht zu den Erkrankungen für die Selbstbehandlung durch Laien!

Psychosomatische Deutung

Das Herz ist der Sitz der Seele, der Liebe, unserer Gefühle, die energetische Mitte, das mittlere Chakra. Das Herz pumpt das Blut durch den Körper. Alle Störungen haben tiefe Auswirkungen auf unser Leben. Die Lösung wäre: das Herz in den Mittelpunkt des Lebens rücken; Liebe deinen Nächsten so wie dich selbst.

Die folgenden Mittel sind nur für den Fall gedacht, wenn die gewohnten Medikamente nicht zur Hand sind, oder zur Zeitüberbrückung, bis ärztliche Hilfe eintrifft.

Homöopathische Mittel bei funktionellen Herzbeschwerden

Herzklopfen; Herzrasen; kräftiger Puls, mit Angst; stechende Herzschmerzen.	Aconitum napellus C30, 1 Gabe
Herzklopfen; als würde das Herz zusammengedrückt.	1 Gabe Arnica C 30, 1 Gabe
Heftiges Herzklopfen; rascher, schwacher Puls oder langsamer Puls; niedriger Blutdruck.	Veratrum album C 30, 1 Gabe
Herzklopfen; Herzdruck (Roemheld-Syndrom); kurzatmig durch Luft im Bauch; Schwäche der Brust.	Carbo vegetabilis C30, 1 Gabe, ggf. wiederholen
Nervöse Herzstörungen; Puls schwach, schnell, unregelmäßig, als bliebe das Herz stehen.	Gelsemium C30, 1 Gabe
Schwächeanfall beim Aufstehen oder Aufsitzen; besser im Liegen; mit Schüttelfrost und kaltem Schweiß; deckt sich auf; niedriger Blutdruck; Ohnmacht.	Veratrum C30 album, 1 Gabe
Hoher Blutdruck.	Arnica C30, 1 Gabe, 1-mal pro Woche zusätzlich zur verordneten Medikation

Homöopathische Mittel bei Angina pectoris

Angina pectoris mit Beklemmungsgefühl (Arnica, Aconitum); muss Kleider öffnen.	Lachesis C30, 1 Gabe
Angina pectoris; als würde das Herz zusammengedrückt.	Arnica C30, 1 Gabe
Stechende Herzschmerzen mit Panik, dabei Herzklopfen oder Herzrasen; kräftiger Puls.	Aconitum napellus C30, 1 Gabe in einem Glas Wasser schluckweise trinken lassen

Blasenbeschwerden

Insbesondere bei unkomplizierter Blasenentzündung des weiblichen Geschlechts ist die homöopathische Behandlung sehr erfolgreich und sollte unbedingt versucht werden. Bei schweren Harnwegsinfektionen ist jedoch manchmal eine kurzfristige Antibiotikagabe unerlässlich. Die Symptome sind Stechen und Brennen beim Wasserlassen, Unterbauchschmerzen und ständiger Harndrang.

Jede zweite Frau leidet mindestens einmal im Leben unter einem Harnwegsinfekt. Ursache sind Darmkeime (Echerichia coli in 80 % der Fälle), die aufgrund der kurzen Harnröhre der Frau leicht aufsteigen können. Beim männlichen Geschlecht ist dies kaum möglich, folglich sind männliche Harnwegsinfekte immer ernster zu nehmen und bedürfen viel schneller ärztlicher Hilfe.

Psychosomatische Deutung

Die Blase steht psychodynamisch für Druck: durch die Urinmenge (nicht mehr benötigter Ballast) entsteht Druck, den wir durch Loslassen ausscheiden. Dies führt in der Regel zu Erleichterung. Bei der Reizblase, die sich durch Brennen beim Wasserlassen und häufigen Harndrang äußert, ist das Loslassen schmerzhaft. Manchmal ist das Thema auch Abgrenzung vom Partner. Der Infekt schafft unbewusst Abstand. Häufige äußere Ursachen sind körperliche Überanstrengung

(die Grenze nicht bemerkt haben), Unterkühlung, Durchnässung, aber auch Angst, Ärger, Aufregung und Stress.

Hinweise zur Homöopathie

Die sofortige Gabe hilft meist schnell. Wenn zunächst eine Besserung eingetreten ist, die Beschwerden dann aber nach kurzer Zeit wiederkommen, wird eine erneute Gabe in 1 Glas Wasser verrührt und schluckweise getrunken. Wenn dann nach 15 Minuten keine Besserung eintritt, sollten Sie auf ein anderes Mittel wechseln.

Vorbeugende Maßnahmen

Bei häufigen Harnwegsinfekten kann man als Vorbeugung eine sogenannte Symbioselenkung des Darms vornehmen: Bewährt ist die Einnahme von immunaktiven Darmkeimen über 3 Monate (z. B. Uro-Vaxom-Kur). Mit diesem Medikament lässt sich die Häufigkeit der Infektionen um mehr als 75 % senken. Zur Vorbeugung bei häufigen Harnwegsinfekten: Nahrungsergänzungsmittel mit Preiselbeerextrakt (z. B. Dr. Nowack's Cranberry®Kapseln): 2-mal täglich eine Kapsel einnehmen. Bei Reizblase und häufigen Harnwegsinfekten: vor Unterkühlung schützen (z. B. nasse Badesachen ausziehen); warm anziehen; keine Intimsprays oder Seife zur Intimhygiene benutzen, da sie den Säureschutzmantel zusätzlich

HAUSMITTEL

Weitere unterstützende Maßnahmen

- Die tägliche **Trinkmenge** sollte mindestens 2 ½ Liter, besser 3 Liter betragen, um die Keime auszuspülen, am besten in Form von Blasentee.
- **Reizblasentee** (s. Rezepte S. 185).
- **Harnblasentee** zur Desinfektion (s. Rezepte S. 185) oder als Fertigtee aus der Apotheke, mehrmals täglich eine Tasse.
- **Wärme** in Form einer Wärmflasche.

Homöopathische Komplexmittel.
- Solidagoren® (homöopathisches Komplexmittel): 20–30 Tropfen 3-mal täglich, wenn das Wasserlassen erschwert ist und nur wenig dunkler Urin kommt. Das Mittel vermehrt die Harnmenge.

angreifen; täglicher Wechsel von Baumwollunterwäsche; bei Harndrang sofort zur Toilette gehen und nicht »verkneifen«; keine angespannte Hockstellung; grundsätzlich beim Wasserlassen nie mit der Bauchmuskulatur pressen, da hierbei die Gefahr der Keimbesiedelung durch zurückgepressten Harn stark zunimmt; nach dem Geschlechtsverkehr unbedingt die Blase innerhalb von 15 Minuten noch einmal entleeren; nach dem Stuhlgang unbedingt von vorn (Scheide) nach hinten (After) abwischen.

Homöopathische Mittel bei Reizblase und zur Vorbeugung

- Vorbeugend nach kalten Füßen, Unterkühlung, Durchnässung, damit keine Blasenentzündung auftritt.	Dulcamara C30, 1 Gabe
- Aufgeregte Reizblase.	Aconitum napellus C30, 1 Gabe
- Reizblase mit Abgang von reichlich hellem Urin; wunde Harnröhre; Brennen.	Gelsemium C30, 1 Gabe
- Reizblase, häufiger Drang; krampft; es kommt nur tröpfchenweise dunkler Urin durch Harngries.	Nux vomica C30, 1 Gabe, ggf. täglich wiederholen
- Unwillkürlicher Harnabgang nach Erkältung, Durchnässung.	Dulcamara C30, 1 Gabe

Homöopathische Mittel bei Blasenentzündung und Blasenbeschwerden

Blasenentzündung mit häufigem Harndrang, Brennen und Wundheitsgefühl in der Harnröhre; Urin kommt nur tröpfchenweise, eventuell auch blutig; durstlos.	Apis C30, 1 Gabe
Akute heftige Blasen- und Harnröhrenentzündung mit häufigem Harndrang und Brennen während und nach dem Wasserlassen, mit Krämpfen; Urin kommt tröpfchenweise; Nierengrieß, eventuell auch blutig.	Cantharis C30, 1 Gabe
Trüber, stinkender Urin; das Wasserlassen schmerzt; Ursache: nach Unterkühlung, Durchnässung, nasser Badebekleidung, kalten Füßen, bei feucht-kaltem Wetter; Wärme bessert.	Dulcamara C30, 1 Gabe, ggf. täglich wiederholen, wenn besser, aber nicht weg. Oder 1-mal pro Woche 1 Gabe
Blut im Urin durch Verletzung (Katheter) oder Nierensteine.	Arnica C30, 1 Gabe
Schmerzen in der Harnröhre und Probleme nach Katheterisierung.	Staphisagria C30, 1 Gabe
Brennen in der Harnröhre, aber nicht beim Wasserlassen.	Staphisagria C30, 1 Gabe
Blasenentzündung nach Geschlechtsverkehr (Honeymooncystitis).	Staphisagria C30, 1 Gabe
Blasenkrampf; Schmerzen in der Harnröhre beim Urinieren.	Dulcamara C30, 1 Gabe
Trüber, übel riechender Urin auch ohne Beschwerden.	Dulcamara C30, 1 Gabe über einige Tage
Bettnässen nach Durchnässung und Sitzen auf kalten Steinen.	Dulcamara C30, 1 Gabe

Periodenbeschwerden

Viele Frauen leiden zunehmend unter seelischen und körperlichen Störungen, die in Verbindung mit der Periode auftreten und deutlich hormonabhängig sind. Ein Teil der Frauen klagt über deutliche depressive Symptome etwa eine Woche vor der Periode, die danach wieder verschwinden.

An körperlichen Symptomen treten oft auf: Empfindlichkeit der Brüste (teilw. mit deutlicher Schwellung), Kopfschmerzen, Gelenk- und Muskelschmerzen, das Gefühl, aufgedunsen zu sein oder es auch tatsächlich deutlich zu sein, sowie vorübergehende Gewichtszunahme durch Wassereinlagerungen.

Psychosomatische Deutung

Psychodynamisch geht es um die Aussöhnung mit der eigenen Weiblichkeit. Das »Frau-sein« wird als schmerzhaft erlebt. Häufig erfolgt eine Übertragung der Mutter auf die Tochter durch das Vorleben. Insbesondere bei mangelnder Hingabefähigkeit, Angst vor Fruchtbarkeit und auch als Machtinstrument zum Rückzug. Lösung wäre: sich des eigenen Widerspruchs bewusst werden. Sich mit der eigenen Weiblichkeit aussöhnen. Die Menstruation als Schon- und Erholungszeit und als Zeit der Reinigung verstehen zu lernen. Die »Regelmäßigkeit« der Lebensrhythmen akzeptieren.

HAUSMITTEL

Weitere unterstützende Maßnahmen

- **Agnus castus (Mönchspfeffer)** wird hauptsächlich in pflanzlicher Form eingesetzt und ist in zahlreichen Kombinationspräparaten enthalten, die eine deutliche Besserung der Beschwerden bewirken können.
- Medikamente bei krampfartigen Regelbeschwerden:
  – PASCOFEMIN® Spasmo Mischung (homöopathisches Komplexmittel): in akuten Fällen, bei starken Schmerzen: jede halbe bis ganze Stunde 5 Tropfen (maximal 6-mal täglich) oder bei leichteren Beschwerden 1–3-mal täglich 5 Tropfen.
- Medikamente bei Periodenbeschwerden/prämenstruellem Syndrom:
  – Mastodynon® Tropfen (homöopathisches Komplexmittel): morgens 40 Tropfen.
- In besonders schweren Fällen mit starker seelischer Beeinträchtigung kann auch die Gabe von Johanniskrautpräparaten erwogen werden (Verordnung durch den Arzt).

Homöopathische Mittel bei Periodenschmerzen

▪ Periodenbeschwerden krampfartig, wehenartig; berührungsempfindlich, reizbar, launisch; Krämpfe bis in Oberschenkelinnenseiten; Blutung zu lang, zu stark.	Chamomilla C30, 1 Gabe, ggf. nach 6 Stunden wiederholen
▪ Regelkrämpfe; Blutung bringt Besserung.	Lachesis C30, 1 Gabe
▪ Krampfend; mit Schwindel, Magenschmerzen, Kopfweh; zittrig, wehenartig; Blutung zu spät, schwach.	Gelsemium C30, 1 Gabe
▪ Unterbauchkrämpfe, die sich durch Zurückbeugen und Wärme bessern; Blutung zu früh, stark, übel riechend.	Belladonna C30, 1 Gabe
▪ Regel bleibt nach Schreck aus.	Aconitum napellus C30, 1 Gabe
▪ Brennender Schmerz, vor allem rechts; nächtliches Schwitzen; Zurücklehnen bessert; kommt und geht; Blutung zu früh, zu lang, stark.	Belladonna C30, 1 Gabe, ggf. nach 6 Stunden wiederholen
▪ Mittelschmerz zwischen 2 Perioden.	Chamomilla C30, 1 Gabe

Hilfe bei besonderen seelischen Zuständen

Seelische Störungen leichterer Art können sehr gut mithilfe der Homöopathie und pflanzlicher Mittel behandelt werden. Die unten aufgeführten Maßnahmen sind ungefährlich und können keinen Schaden anrichten. Aber zögern Sie nicht, sich professionelle Hilfe zu suchen, wenn die seelischen Beschwerden zu schlimm sind oder zu lange andauern.

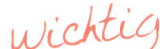

Stärkere Zustände sind nicht für die Selbstbehandlung geeignet. Schwere Depressionen, Zustände mit starker Angst, Verwirrtheit und Desorientiertheit, Halluzinationen, Persönlichkeitsstörungen etc. bedürfen auf jeden Fall der Hilfe durch einen Psychologen oder Psychiater.

HAUSMITTEL

Weitere unterstützende Maßnahmen

- Zentramin®-Mineralstoffkomplex als Brausetabletten: 2-mal täglich für einige Wochen 1 Brausetablette in Wasser auflösen und trinken.

Homöopathische Komplexmittel.

- Neurexan® Mischung (homöopathisches Komplexmittel): Bei Schlafstörungen und nervösen Unruhezuständen 1–3-mal täglich 5 Tropfen einnehmen und vor dem Schlucken möglichst eine Zeit lang im Mund behalten.
- Dysto-loges® S Tropfen (homöopathisches Komplexmittel): bei nervösen Störungen jedweder Art 3-mal täglich 10 Tropfen.

Homöopathische Mittel bei leichten seelischen Störungen

- Folge von Ärger.	Chamomilla C30, 1 Gabe
- Nervöse Unruhe mit Schlaflosigkeit.	Chamomilla C30, 1 Gabe
- Nervöse, gereizte Stimmung; Ärger.	Nux vomica C30, 1 Gabe
- Nächtliches Erschrecken mit Angst vor dem Tod.	Aconitum napellus C30, 1 Gabe

Homöopathische Mittel bei leichten seelischen Störungen

▪ Angst bei Kindern, nicht genug getan zu haben; Angst vor Trennung, Dunkelheit, Alleinsein und vor dem Zukurzkommen.	Arsenicum album C30, 1 Gabe, 1-mal pro Woche
▪ Nägelkauen.	Arsenicum album C30, 1 Gabe, 1-mal pro Woche
▪ Kinder möchten allein sein, sind aber dennoch ängstlich.	Gelsemium C30, 1 Gabe, 1-mal pro Woche
▪ Angst zu fallen, klammert sich an.	Gelsemium C30, 1 Gabe
▪ Tiefe Seelenqualen; fühlt sich nicht verstanden.	Hypericum C30, 1 Gabe
▪ Dünnes Nervenkostüm.	Hypericum C30, 1 Gabe, 1-mal pro Woche
▪ Gefühl der Überlastung, wenn körperlich stark angespannt.	Rhus toxicodendron C 30, 1 Gabe
▪ Hilft dem Sterbenden beim Abschied, wenn er schwer loslassen kann, der Sterbeprozess jedoch schon weit fortgeschritten ist (Will nicht, dass man mit ihm spricht, will aber auch nicht, dass man ihn verlässt).	Arsenicum album C30, 1 Gabe

Schlafstörungen

Jeder fünfte Erwachsene in den Industrienationen klagt über Schlafstörungen. Wir verbringen etwa ein Drittel unseres Lebens im Bett. Der Schlaf dient der Erholung und Regeneration von Hirnfunktionen. Während des Schlafes erfolgen ca. 50 % leichter Schlaf, ca. 15 % Tiefschlaf und ca. 25 % Traumphasen, dieser Zyklus wiederholt sich etwa alle 90 Minuten. Gelegentliches Aufwachen während der Nacht ist völlig normal. Es gibt keine Regel, wie lange »man« schlafen muss – auch kurzer Schlaf kann gesund sein. Ebenso gehören gelegentliche schlechte Nächte zum normalen Leben.

Homöopathische Mittel bei Schlaflosigkeit

■ Schlaflos nach Schreck; ängstliche und hellsichtige Träume.	Aconitum napellus C30, 1 Gabe
■ Schlaflos durch Gedankendrang; Gähnen, Zähneknirschen; Träume mit Angstinhalten.	Arsenicum album C30, 1 Gabe
■ Schlaflosigkeit mit innerer Unruhe.	Lachesis C30, 1 Gabe
■ Schlaflos durch Gedankenandrang; morgens müde und mürrisch.	Nux vomica C30, 1 Gabe
■ Schlaflos nach Ärger.	Staphisagria C30, 1 Gabe
■ Den ganzen Tag über schläfrig, aber nachts schlaflos.	Staphisagria C30, 1 Gabe

Homöopathische Mittel bei Schlafstörungen

■ Schlafstörungen durch Angst; geräuschempfindlich, unruhiger Schlaf; Träume von Tieren.	Belladonna C30, 1 Gabe
■ Einschlafstörungen, findet keinen ruhigen Platz, wechselt ständig die Lage, dreht sich von einer Seite auf die andere.	Rhus toxicodendron C30, 1 Gabe, ggf. täglich über einige Tage
■ Schläfrig, kann aber nicht einschlafen.	Belladonna C30, 1 Gabe
■ Schreien im Schlaf (cri encephalique); nach zu viel Sonne.	Apis C30, 1 Gabe
■ Schläfrig, dösig; kann nicht einschlafen.	Gelsemium C30, 1 Gabe, ggf. täglich über einige Tage
■ Erwachen mit Schreck; kann nicht wieder einschlafen.	Lachesis C30, 1 Gabe
■ Unruhiger Schlaf, hört alles im Halbschlaf.	Lachesis C30, 1 Gabe, ggf. 1-mal pro Woche

HAUSMITTEL

Weitere unterstützende Maßnahmen

- **Pflanzentees:** Baldrianwurzel, Hopfenzapfen, Johanniskraut, Passionsblumenkraut und Melissenblätter werden seit Menschengedenken zur Beruhigung und als Schlafmittel eingenommen. Sie sind die Inhaltsstoffe von vielen frei verkäuflichen Tees und pflanzlichen Schlafmitteln.
- **Heiße Milch mit Honig** wirkt beruhigend und schlafanstoßend.
- **Bestimmte ätherische Öle** wirken beruhigend auf Körper und Geist. Beim Einschlafen hilft Lavendel- oder Sandelholzöl. Etwa 10 Tropfen in die Duftlampe geben.

Medikamente.
- Lavendelölkapseln (z. B. Lasea® Weichkapseln): Bei Unruhezuständen 1-mal täglich 1 Weichkapsel nehmen.
- Kräuterextraktkapseln (z. B. Sedariston® Konzentrat Kapseln): Bei Einschlafstörungen nehmen Erwachsene und Jugendliche 2-mal 2 Kapseln.
- Neurexan® Mischung (homöopathisches Komplexmittel): Bei Schlafstörungen 1–3-mal täglich 5 Tropfen einnehmen und vor dem Schlucken möglichst eine Zeit lang im Mund behalten.

Sonnenstich

Durch direkte Sonneneinstrahlung, insbesondere auf den unbedeckten Kopf von Kleinkindern, kommt es zu einer Reizung der Hirnhäute. Neben Kopfschmerzen und einem roten, heißen Kopf kommt es zu Übelkeit und Erbrechen, Nackensteifigkeit, Abgeschlagenheit und Schwindel.

Homöopathische Mittel vor und nach intensiver Sonnenexposition	
Empfindlich gegen Sonnenlicht und Hitze.	Apis C30, 1 Gabe; 1-mal pro Woche für 6 Wochen im Frühling
Sonnenstich, akut mit Kopfbrummen und Abgeschlagenheit.	Apis C30, 1 Gabe, in einem Glas Wasser schluckweise trinken lassen

WICHTIG

Erste Hilfe-Maßnahmen

- Bringen Sie den Betroffenen an einen kühlen Ort.
- Lagern Sie seinen Kopf hoch und kühlen Sie den Kopf mit nassen Tüchern.
- Veranlassen Sie dann einen Arztbesuch.
- Es kann ebenfalls zu Bewusstlosigkeit und Krämpfen kommen. Verständigen Sie dann den Notarzt!

Für Eltern

- Schützen Sie den Kopf Ihrer Kinder bei Sonnenstrahlung immer mit einem Sonnenhut!
- Bei Kindern kann es zusätzlich neben den oben genannten Symptomen zu hohem Fieber kommen (was sich auch oft erst abends bemerkbar macht) und ebenfalls auch zu Krampfanfällen oder Bewusstlosigkeit. Informieren Sie dann den Notarzt.

Reiseübelkeit

Homöopathische Mittel bei Beschwerden durch Reisen	
- Reisekrankheit; Schwindel und Übelkeit beim Fahren; Seekrankheit; erbricht im Schwall; Kindern vor der Autofahrt geben.	Cocculus C30, 1 Gabe
- Jetlag (Übermüdung), besonders bei Flügen gegen die Sonne.	Cocculus C30, 1 Gabe
- Jetlag mit Zerschlagenheit; vor längerer Flugreise in ferne Länder geben.	Eupathorium perfoliatum C30, 1 Gabe
- Rückenschmerzen nach langem Sitzen auf Flugreisen.	Rhus toxicodendron C30, 1 Gabe

HAUSMITTEL

Weitere unterstützende Maßnahmen

Kapseln aus Ingwerextrakt (z. B. Zintona® Kapseln): Erwachsene und Schulkinder nehmen 2 Kapseln 30 Minuten vor Reisebeginn, dann 2 Kapseln alle 4 Stunden. Dies kann die Reiseübelkeit mindern.

Reisedurchfall

Von den Reisenden in die Entwicklungs-länder erkranken ca. 40 % an einem soge-nannten Reisedurchfall. Die wichtigste Regel zur Vorbeugung ist: »boil it, cook it, peel it or forget it«, das heißt, mit frischen Nahrungsmitteln sollte man äußerst vor-sichtig umgehen. Die meisten Reisenden erwischt es in der 2. Woche. Das Krank-heitsbild dauert selten länger als 4 Tage und wird, da es selbstbeendend ist, auch von allein besser.

men Erwachsene und Schulkinder 1–2-mal täglich 1 Kapsel à 250 mg. Zur Vor-beugung von Reisedurchfällen (bereits 5 Tage vor der Abreise beginnen) 1–2 Kapseln à 250 mg täglich einnehmen.

wichtig

- **Die wichtigste Maßnahme ist, die verloren gegangene Flüssigkeit zu ersetzen!**
- **Weitere Maßnahmen im akuten Fall s. Seite 125.**

Vorbeugende Maßnahmen

Immunstimulanz aus Mikroorganismen (z.B. Perenterol® forte): Bei Durchfall neh-

Homöopathische Mittel bei Reisedurchfall	
- Übelkeit und Brechdurchfall bei Lebensmit-telvergiftungen, fühlt sich dabei todelend; ernster Zustand; starker Kräfteverfall.	Arsenicum album C30, 1 Gabe

Moskitostiche

Malaria tritt infolge der Inkubationszeit nicht vor dem 8. Tag nach Insektenstich auf, deshalb sind malariaähnliche Symp-tome vor dem 8. Tag im Malariagebiet nicht ernst zu nehmen.

Die Malaria beginnt in der Regel mit Kopf- und Gliederschmerzen (grippeartig). Meist kommt es zu unklarem Fieber mit

Schüttelfrost und nachfolgender Entfiebe-rung. Gelegentlich kommen Schwellungen von Leber und Milz vor.

Vorbeugende Maßnahmen

Wichtig ist die Vermeidung von Moskito-kontakt, insbesondere in der Zeit zwi-

schen Abenddämmerung und Sonnen-
aufgang. Ab der Dämmerung möglichst
Strümpfe, helle Kleidung, lange Hose und
Hemden mit langen Ärmeln tragen. Kon-
sequentes Einreiben mit Mückenschutz-
mittel (z. B. Autan®) an den unbedeckten
Körperstellen. Wenn möglich Aufenthalt
in mückengeschützten Räumen (Räume
mit Klimaanlage), denn Mücken flie-
gen nicht vom Warmen ins Kalte. Nachts

darauf achten, die Fenster geschlossen
zu halten, wenn sie nicht mit sicherem
Fliegendraht vergittert sind. Oder im-
prägnierte Moskitonetze benutzen, die
vollständig unter die Matratze geschlagen
werden und das ganze Bett einschließen
müssen. Zusätzlich sind mit Mücken-
schutzmittel getränkte Schweißbänder,
wie sie auch die Sportler benutzen, an
Händen und Stirn sinnvoll.

Homöopathische Mittel zur Vorbeugung von Moskitostichen

▪ Vorbeugung bei Schnakenstichen (auch wenn bereits gestochen) und Malaria in den Tropen.	Staphisagria C30 täglich, 1 Gabe

Verdauungssystem

Im Rahmen der Verdauung wird durch die Zerlegung von Nahrungsmitteln Körperenergie gewonnen. Nahrung (mineralische, pflanzliche und tierische Substanz) wird also in menschliche Substanz verwandelt und ermöglicht somit Leben und Entwicklung. Das hochkomplexe Verdauungssystem ist sehr empfindsam und reagiert nicht nur auf Eindringlinge in Form von Pilzen, Viren und Bakterien mit Beschwerden, sondern auch auf seelische Anspannung, Ängste, Stress und bestimmte Nahrungsmittel. Bei Nahrungsmittelunverträglichkeiten ist der Körper entweder nicht in der Lage, bestimmte Nahrungsbestandteile (z. B. Milchzucker oder Milcheiweiß) aufzuspalten, und äußert dies in Form verschiedenster Beschwerden oder aber der Körper reagiert wie bei einer Allergie.

Bauchkrämpfe

Gestörte Verdauung kann die normale Bewegung des Darmes (Peristaltik) beeinträchtigen. Die übermäßige Luft kann zu Bauchschmerzen führen. Oft kommen Krämpfe bei Reizdarmsyndrom vor. Die Erkrankung ist nicht lebensbedrohlich, führt jedoch zu einem erheblichen Leidensdruck mit Symptomen wie: Bauch-

HAUSMITTEL

Weitere unterstützende Maßnahmen

- **Wärme** in Form von feuchtheißen Wickeln (s. Rezepte S. 179).
- **Einläufe** können hilfreich sein (s. Rezepte S. 182).
- **Windtee** mit entblähenden Eigenschaften (s. Rezepte S. 184).
- Entblähende **Heilpflanzenauszüge** (s. unter Blähungen S. 184).
- **Tropfen aus Kräuterextrakt** (z. B. OLBAS® Tropfen): Erwachsene und Jugendliche nehmen 3–4 Tropfen

3-mal täglich in etwas lauwarmem Wasser ein.

Homöopathisches Komplexmittel.
- Spascupreel® Tabletten (homöopathisches Komplexmittel): 3-mal täglich 1 Tablette im Mund zergehen lassen. Bei akuten Zuständen auch alle 15 Minuten 1 Tablette.

krämpfen, Blähungen, übermäßigem Völlegefühl und Übelkeit. Bei der fachärztlichen Untersuchung findet sich auch bei akuten Beschwerden kein krankhafter Befund.

wichtig

Bei Koliken, die neu auftreten oder länger anhalten, ist unbedingt eine ärztliche Abklärung notwendig. Es ist wichtig, ernsthafte Ursachen (z. B. Gallenkolik, Nierenkolik, Darmverschluss) auszuschließen.

Der Darm ist das größte Immunorgan. Es hat nach dem Gehirn die meisten Nervengeflechte, insbesondere des vegetativen Nervensystems, das nicht unserem Willen und Verstand unterliegt und autonom arbeitet. Das heißt, bei allen seelischen Belastungen wird dieses Nervensystem aktiviert.

Koliken sind wehenartige Bauchkrämpfe, die anschwellen und dann wieder nachlassen – die Schmerzen können sehr stark sein. Ursachen für Bauchkoliken sind meist Steine in den Gallenwegen oder im Harnleiter.

Psychosomatische Deutung

Verkrampfung bei der Einverleibung schwer verdaulicher Kost. Was kann ich nicht richtig »verdauen«? Was liegt mir so »schwer auf dem Magen«? Die Lösung ist: bewusst das aufnehmen, was sich uns bietet.

Homöopathische Mittel bei Bauchkrämpfen	
▪ Bauchkrämpfe, die sich durch Rückwärtsbeugen bessern; wellenförmig; kommen und gehen periodisch.	Belladonna C30, 1 Gabe
▪ Trommelbauch; Kolik; Blähungen.	Carbo vegetabilis C30, 1 Gabe

Blähungen

Etwas Luft im Darm ist völlig normal, die durchschnittliche Anzahl von Winden ist etwa 15-mal am Tag. Der dabei vorkommende Geruch ist zwar störend, aber nicht ungewöhnlich. Dieser wird entweder durch Darmbakterien, die schwe-

felhaltige Gase produzieren, oder durch übermäßiges Luftschlucken verursacht. Lebensmittelunverträglichkeiten, insbesondere Laktoseunverträglichkeit, aber auch künstliche Süßstoffe in Kaugummi und Softdrinks wie Sorbit, Mannit und

Xylit führen zu einer verstärkten Gasbildung im Darm. Blähungen ohne weitere Beschwerden haben keinen Krankheitswert und verschwinden in der Regel auch ohne Behandlung. Menschen mit Reizdarm reagieren empfindlicher auf eine vermehrte Gasansammlung. Blähungen entstehen oft auf dem Boden einer zerstörten Darmflora nach unnötiger Antibiotikabehandlung.

Psychosomatische Deutung

Was bei Blähungen herauskommt, sind »Stinker«; »hintenherum stänkern«;

»Dampf ablassen« – wobei wertvolle Energie aus dem Hinterausgang, dem Eingang der Unterwelt, verschwindet. Man hat sich Dinge »einverleibt«, die einem »stinken«. Die Lösung wäre: den Dampf rechtzeitig ablassen und Mut zur direkten Konfrontation entwickeln.

Vorbeugende Maßnahmen

Bei Blähungen: keine Kaugummis; keine kohlensäurehaltigen Getränke, keine Softgetränke; kein Kohl, keine Hülsenfrüchte und Zwiebeln; keine frischen Backwaren; viel Bewegung; langsam essen.

Homöopathische Mittel bei Blähungen

▪ Bauchkrämpfe durch viel Luft, bei Kindern.	Chamomilla C30, 1 Gabe, ggf. wiederholen
▪ Bauch ist dick gebläht, eventuell so stark, dass die Luft auf Herz und Lunge drückt; schlimmer im Liegen; Luftabgang und Aufstoßen bessert; Folge von fettem Essen.	Carbo vegetabilis C30, 1 Gabe, täglich über einige Tage
▪ Übel riechende Blähungen bei aufgeblähtem Oberbauch; Aufstoßen erleichtert.	Carbo vegetabilis C30, 1 Gabe
▪ Übel riechende Blähungen mit Übelkeit; Verstopfung.	Staphisagria C30, 1 Gabe
▪ Blähungskolik der Kinder nach sauren Speisen.	Allium cepa C30, 1 Gabe

HAUSMITTEL

Weitere unterstützende Maßnahmen

- Baucheinreibungen mit Kümmelöl in Olivenöl: 10 %ige Lösung = 1 Teil Kümmelöl und 9 Teile Olivenöl.
- Tee aus Anis, Kümmel, Fenchel oder Koriander aus dem heimischen Gewürzregal: 1 Teelöffel auf 1 Liter kochendes Wasser, 1–2 Minuten ziehen lassen.
- Windtee mit entblähenden Eigenschaften (s. Rezepte S. 184).
- Entblähende Heilpflanzenauszüge:
  - Tropfen aus Kümmel (z. B. Carminativum Hetterich® Tropfen): Säuglingen 5–10 Tropfen in die Flasche geben, Erwachsene nehmen bis 3-mal 30 Tropfen.

- Auzüge aus Pfefferminzöl, Kamille, Kümmel (z. B. PASCOVENTRAL® Flüssigkeit): Erwachsene und Jugendliche nehmen 3-mal täglich 80 Tropfen nach dem Essen ein.

In hartnäckigen Fällen:

- Sab simplex®: Säuglingen bis zu 15 Tropfen zu jeder Mahlzeit verabreichen.
- Entero-Teknosal® Kautabletten: Erwachsene nehmen mehrmals täglich 1–2 Tabletten, Schulkinder 1 Tablette.

Magenprobleme: Sodbrennen und Reizmagen

Bei Magenproblemen, wie z. B. Reizmagen, liegt meist keine erkennbare organische Störung vor. Oft sind sie vergesellschaftet mit einem Reizdarmsyndrom oder Sodbrennen durch Rückfluss von Magensaft in die Speiseröhre. Die Beschwerden bestehen meist über lange Zeit und sind sehr häufig: Ein Drittel der Deutschen klagt über gelegentliche Verdauungsbeschwerden. Bei der Hälfte findet sich keine organische Ursache. Gelegentliches Sodbrennen ist normal. Es tritt nach dem Essen auf. Andauerndes Sodbrennen bedarf einer ärztlichen Abklärung.

Psychosomatische Deutung

Hier ist die Frage interessant: Wer ist »sauer«? Wer ist »gereizt«? – Sind wir es oder unser Magen? Und was »stößt uns so sauer« auf? Das Unvermögen, mit Ärger bewusst umzugehen? Den Ärger »hinunterschlucken«? Lösung ist: seine Aggressionen über bewusste Wege äußern.

121

HAUSMITTEL

Weitere unterstützende Maßnahmen

- Mehrere regelmäßige kleine Mahlzeiten (ca. 5 pro Tag).
- Man kann »alles« essen, Hauptsache es bekommt.
- Es zählt nur die eigene Erfahrung, was mir gut tut.
- Heilerdepulver: 1–2 leicht gehäufte Teelöffel Pulver in ½ Glas Wasser einrühren und in kleinen Schlucken zu den Mahlzeiten trinken.
- Nicht mit vollem Magen und nicht ohne hochgelagerten Oberkörper hinlegen.

Was Probleme machen kann.
- Kalte Getränke.
- Fette Speisen.
- Gebratenes.
- Säurelocker wie z. B. Kaffee.
- Obstsäfte (insbesondere Orangensaft).
- Süßigkeiten und Zucker.
- Nikotin und Alkohol.

Arzneimittel bei Reizmagen.
- Jsostoma® S Tabletten (homöopathisches Komplexmittel): 3-mal täglich 1–2 Tabletten.
- Kräuterauszug (z. B. Iberogast® Flüssigkeit): Erwachsene und Jugendliche 3-mal täglich 20 Tropfen, Schulkinder 15 Tropfen, Kleinkinder 10 Tropfen.

Homöopathische Mittel bei Magenproblemen

Sodbrennen mit Aufstoßen.	Carbo vegetabilis C30, 1 Gabe
Sodbrennen nach Durcheinanderessen, Nervosität, Ärger, Kater.	Nux vomica C30, 1 Gabe
Brennende Magenschmerzen; Magengeschwüre.	Arsenicum album C30, 1 Gabe
Krampfartige Magenschmerzen; Magengegend ist druckempfindlich; gehetzt.	Nux vomica C30, 1 Gabe
Alles schlägt auf den Magen: Nervosität, Alkohol, Ärger, Aufregung; ärgert sich ständig.	Nux vomica C30, 1 Gabe, 1-mal pro Woche
Schlaffer Magen, Magengeschwür.	Staphisagria C30, 1 Gabe

Durchfall

Durchfall führt zu einem starken Wasserverlust des Körpers. Denn die Giftstoffe werden durch den vermehrten Wassereinstrom in den Darm aus dem Körper ausgeschleust. Das fehlende Wasser muss so bald wie möglich wieder zugeführt werden. Gleichzeitiges Erbrechen mit Durchfall ist oft problematisch.

wichtig

Bei starken Koliken, länger andauerndem Durchfall mit Kräfteverlust und Blutbeimengungen gehen Sie bitte immer zum Arzt. Ernsthafte Erkrankungen müssen ausgeschlossen werden.

Psychosomatische Deutung

Durchfall entsteht bei einer Störung im Dünndarm, dem Ort, wo wir die fremden Dinge (Nahrung) aufnehmen, verwerten und ausbeuten. Wenn wir an allem, was ist, etwas auszusetzen haben und nicht aufnehmen wollen, lassen wir es »unverdaut durchfallen«. Es führt zu Flüssigkeitsverlust (mangelnde Flexibilität).

Dahinter stehen oft Existenzängste. »Sich vor Angst in die Hosen machen«. Die Lösung ist: vorübergehendes Fasten, Verzicht. Sich der Angst stellen, flexibler werden und ehrlich »die Hosen runterlassen«. Geschehen lassen, was geschehen muss.

WICHTIG

Liebe Eltern!

Besonders schnell kann die Situation bei Säuglingen außer Kontrolle geraten. Hier ist, wenn Flüssigkeitsmangel droht und sich der Zustand nicht durch die beschriebenen Maßnahmen bessert, eine schnelle Einweisung in eine Kinderklinik wichtig.
Beachten Sie »Was tun bei Durchfall?«, siehe Seite 125.

Homöopathische Mittel bei Durchfall

- Brechdurchfall nach Fleischvergiftung, Eis, Obst; dabei Frieren; kaltschweißig, todelend, leichenblass, ruhelos; trinkt nur wenig.	Arsenicum album C30, 1 Gabe
- Durchfall wie Cholera, reiswasserartig oder grün, mit kaltem Stirnschweiß, sehr elend.	Veratrum album C30, 1 Gabe
- Ruhrartige Durchfälle mit Schleim und Blut; Leibkrämpfe; Brennen im After.	Cantharis C30, 1 Gabe

Homöopathische Mittel bei Durchfall

■ Wässrig, schleimige, übel riechende Durchfälle; Krämpfe.	Rhus toxicodendron C30, 1 Gabe
■ Akuter Durchfall mit Kollaps; »Ohnmacht«; erschöpft; Krämpfe vor Stuhlgang; hat Durst.	Veratrum album C30, 1 Gabe
■ Nach Überessen; Völlegefühl; Blähen und Gären im Bauch; Aufstoßen bessert.	Carbo vegetabilis C30, 1 Gabe
■ Stinkende Sommerdurchfälle mit »Unverdautem«.	Rhus toxicodendron C30, 1 Gabe
■ Durchfall vor Ereignissen; seelisch bedingt durch Angst, nach Schreck.	Gelsemium C30, 1 Gabe
■ Durchfall nach Alkoholexzessen mit Krämpfen und besser nach Stuhlgang.	Nux Vomica C30, 1 Gabe

Homöopathische Mittel bei Sommerdurchfall

■ Sommerdurchfall (weniger schwer) ■ Sommerdurchfall nach nassen Haaren.	Belladonna C30, 1 Gabe
■ Sommerdurchfall, wenn er stinkend und schwächend ist, oft mit Kreislaufschwäche.	Carbo vegetabilis C30, 1 Gabe
■ Sommerdurchfälle ohne Krankheitsgefühl.	Ferrum phosphoricum C30, 1 Gabe

Homöopathische Mittel bei Darmgrippe

■ Übelkeit, Erbrechen und Durchfall, dabei Frieren; kaltschweißig, elend, blass, ruhelos; trinkt nur wenig.	Arsenicum C30, 1 Gabe
■ Übelkeit, Brechreiz und Durchfall mit »Ohnmacht«; erschöpft; Krämpfe vor Stuhlgang; hat Durst.	Veratrum album C30, 1 Gabe

Was tun bei Durchfall?

Durchfall und Erbrechen sind wichtige Leitsymptome bei Beschwerden des Verdauungssystems. Sie können als Selbstheilungsversuch des Körpers verstanden werden, der sich auf diese Weise schädlicher Einflüsse entledigen will. Von Durchfall spricht man, wenn öfter als 3-mal täglich dünnflüssiger Stuhlgang auftritt. Erbrechen und Durchfall bedeuten immer einen Flüssigkeits- und Mineralstoffverlust, der auf jeden Fall ausgeglichen werden muss.

Maßnahmen bei Durchfall von Kindern

- Solange ältere Kinder noch einigermaßen am Geschehen teilnehmen können, besteht keine Gefahr. Lassen Sie die Kinder so viel trinken wie möglich.
- Nach Möglichkeit gibt man aber zum Ausgleich des Flüssigkeitsverlustes fertige Durchfalllösung aus der Apotheke. Man kann die Lösung nach dem Rezept der WHO auch selbst herstellen (s. Rezepte S. 183.
- Wenn Kinder das Trinken verweigern, hat es sich bewährt, mit einer Spritze (erhalten Sie in der Apotheke) die Flüssigkeit in den Mund zu spritzen, was den Kindern erfahrungsgemäß mehr Freude macht. Die maximale Menge an zugeführter Flüssigkeit pro Tag sind 200 ml pro Kilogramm Körpergewicht des Kindes.
- Besonders gut ist auch der Einlauf, er hilft entweder, die Gifte auszuscheiden oder aber die Flüssigkeit in den Körper zu bringen. Einlauf (s. Rezepte S. 182).
- Flüssigkeitsausgleich mit Elektrolytlösung: Säuglinge und Kleinkinder benötigen150 ml für jedes Kilogramm Körpergewicht in 24 Stunden. Größere Kinder und Erwachsene brauchen 20–40 ml pro Kilogramm Körpergewicht. Bitte beachten Sie die Packungsbeilage. Bei Stillkindern verabreichen Sie zuerst die Elektrolytlösung und stillen anschließend.
- Für Säuglinge und Kleinkinder 3–5 Beutel der Elektrolytlösung (z. B. Oralpädon 240®) innerhalb von 24 Stunden in 200 ml Trinkwasser auflösen und trinken lassen. Es wird die 1½-fache übliche Trinkmenge benötigt.
- Immunstimulanz aus Mikroorganismen (z. B. Perenterol® Kapseln): Bei Durchfall bekommen Kleinkinder 3-mal täglich 2 Kapseln à 50 mg. Die Wirkung ist besser, wenn die Kapsel geschluckt werden kann. Ist dies nicht möglich, öffnen Sie die Kapsel und geben Sie den Inhalt in ein Getränk.
- Kostaufbau bei größeren

Kindern nach Belieben, spätestens aber nach etwa 6 Stunden. Geriebener Apfel enthält viel Pektin und wirkt eindickend.

Maßnahmen bei Durchfall von Erwachsenen

- Bei Erwachsenen ist die Situation selten dramatisch. Meist ist das Problem nach der Gabe des entsprechenden homöopathischen Mittels gelöst. Ansonsten kommen die unten angegebenen Maßnahmen infrage.
- Flüssigkeitsausgleich mit Elektrolytlösung: Erwachsene benötigen 20–40 ml pro Kilogramm Körpergewicht. Bitte die Packungsbeilage beachten.
- Elotrans® Pulver Beutel: Erwachsene nehmen 1–2 Beutel in 200 ml Flüssigkeit nach jedem Stuhlgang. Bei großem Flüssigkeitsverlust kann auch höher dosiert werden.
- Durchfallsud, selbst hergestellt: 20–60 g getrocknete Heidelbeeren mit der 10-fachen Menge Wasser kalt aufsetzen, 10 Minuten kochen und trinken oder ½ TL Eichenwurzel mit kaltem Wasser aufsetzen, kurz aufkochen und 5 Minuten ziehen lassen.
- Kostaufbau nach Belieben, ca. nach 6 Stunden.

Eine Diät ist nicht erforderlich. Bewährt hat sich Wunschkost, da man mit der Intuition meist richtig liegt. Geriebener Apfel enthält viel Pektin und wirkt eindickend.

Medikamente

- Immunstimulanz aus Mikroorganismen (z. B. Perenterol® forte): Bei Durchfall nehmen Erwachsene und Schulkinder 1–2-mal täglich 1 Kapsel à 250 mg.
- Heilerdepulver: in ½ Glas Wasser einrühren und in kleinen Schlucken trinken oder 3-mal 2 Kapseln Heilerdekapseln schlucken.

Erbrechen und Übelkeit

Erbrechen ist eine schwallartige Entleerung des Magens entgegen der natürlichen Richtung. Es ist oft verbunden mit einem brennenden Gefühl (Sodbrennen), meist gehen Übelkeit und Brechreiz voraus. Nur selten liegt bei Erbrechen eine ernste Erkrankung vor. Ursache ist oft der Magen oder eine Vergiftung. Es kann aber auch vom zentralen Nervensystem ausgelöst sein, wie z. B. bei der Reiseübelkeit und in der Schwangerschaft. Hierbei tritt Erbrechen oft nüchtern auf. Speien oder Spucken von kleineren Mengen kurz nach der Mahlzeit ist bei gut gedeihenden und gesunden Kindern unproblematisch. Erbrechen im Schwall ist durch großen Druck bedingt, häufig bei Brechdurchfall. Ein saurer Geruch ist normal.

Übelkeit ist das subjektive Gefühl, erbrechen zu müssen, und kann die Vorstufe von Erbrechen sein. Übelkeit ist ein Stoppsignal, nicht mehr weiterzuessen.

Häufige Ursachen von Übelkeit und Erbrechen sind Infektionen des Magen-Darm-Traktes mit Bakterien oder Viren sowie Nahrungsmittelunverträglichkeiten und die Einnahme bestimmter Medikamente, wie z. B. Beruhigungsmittel, Antibiotika, Chemotherapie und Alkohol.

HAUSMITTEL

Weitere unterstützende Maßnahmen

Allgemeine Maßnahmen bei Kindern und Säuglingen.
- Bei Säuglingen und Kleinkindern ist die **Beruhigung** die wichtigste Maßnahme: Nehmen Sie das Kind auf den Arm, stützen Sie seinen Kopf und streicheln Sie den Rücken des Kindes.
- **Trinken** lassen, um den Flüssigkeitshaushalt auszugleichen!
- **Tee:** Beruhigend auf den Magen wirken Pfefferminz-, Melissen-, Ingwer- und Kamillentee.
- **Ingwertee:** Ingwerwurzel (etwa 1 cm lang) in feine Scheiben schneiden, mit kochendem Wasser übergießen und schluckweise trinken.
- **Ingwerwurzelextrakt** (z. B. Zintona® Kapseln): Erwachsene und Schulkinder nehmen mehrmals täglich 2 Kapseln.

Homöopathisches Komplexmittel.
- Vomistop® Tabletten (homöopathisches Komplexmittel): Bei akuten Zuständen jede halbe Stunde, höchstens aber 12-mal täglich die Tabletten einnehmen. Säuglinge erhalten 1 Tablette, Schulkinder 2 Tabletten und Erwachsene 3 Tabletten als Einzeldosis.

WICHTIG

Bitte beachten Sie!

Bei Erbrechen mit grünlich-bräunlicher Verfärbung, fauligem Geruch, hellrotem Blut oder brauner bis schwarzer Flüssigkeit immer zum Arzt gehen!
Länger andauerndes Erbrechen, besonders bei kleinen Kindern und Säuglingen, kann für den Organismus problematisch sein und erfordert eine ärztliche Kontrolle!

Psychosomatische Deutung

Es »bricht etwas hervor«, wenn wir viel Unverdauliches und Unpassendes in uns hineingestopft haben, das wir nicht verdauen wollen. Der »Magen dreht sich um«, »es kommt mir was etwas hoch«. Es ist »zum Speien« und etwas »Bedrückendes« will losgelassen werden. Lösung könnte sein: sich darüber klar werden, dass wir nicht alles verdauen können oder müssen und das, was uns bedrückt, mit Worten auch »ausspucken« können.

Homöopathische Mittel bei Erbrechen

Plötzliches Erbrechen und Würgen mit kaltem Schweiß.	Aconitum napellus C30, 1 Gabe
Brechdurchfall mit Übelkeit bei Lebensmittelvergiftungen oder Kostveränderung, fühlt sich dabei todelend; kalter Schweiß; ernster Zustand; starker Kräfteverfall; mag nur kleine Schlucke eines warmen Getränks.	Arsenicum album C30, 1 Gabe
Erbrechen mit kaltem Schweiß, explosionsartig; möchte viel trinken.	Veratrum album C30, 1 Gabe

Homöopathische Mittel bei Übelkeit

Ekel vor Speisen, kann Geruch der Speisen nicht vertragen.	Arsenicum album C30, 1 Gabe
Übelkeit beim Gedanken an Essen.	Cocculus C30, 1 Gabe
Übelkeit nach Durcheinanderessen mit Sodbrennen, Völlegefühl, dabei Hunger trotz Übelkeit.	Nux vomica C30, 1 Gabe

Homöopathische Mittel bei Übelkeit

■ Übelkeit morgens, auch Erbrechen.	Staphisagria C30, 1 Gabe
■ Übelkeit mit Kreislaufkollaps und kaltem Stirnschweiß.	Veratrum album C30, 1 Gabe

Verstopfung

In Deutschland leidet etwa 30 % der Bevölkerung an einer Verstopfung, Frauen etwa doppelt so häufig wie Männer. Meist erfolgt keine ärztliche Behandlung. 75 % der Senioren nehmen regelmäßig Abführmittel.

wichtig

■ **Länger anhaltende Verstopfung, die neu auftritt, muss ärztlich abgeklärt werden.**
■ **Als normale Darmentleerung kann Stuhlgang zwischen 3-mal täglich und 3-mal pro Woche bezeichnet werden. Abweichungen bedürfen der Behandlung.**

Verstopfung entsteht, wenn der Stuhl sich zu langsam durch den Darm bewegt, der Mensch zu wenig trinkt und der Körper die fehlende Flüssigkeit aus dem Darm zurückgewinnen muss, um die wichtigen Zentren zu versorgen. Dadurch wird der Stuhl hart und trocken, was zu einer erschwerten Ausscheidung führt. Der Stuhlgang schmerzt noch mehr und der Teufelskreis geht weiter.

Psychosomatische Bedeutung

Verstopfung entsteht im Dickdarm. Dieser hat die Aufgabe, das einzudicken, was nicht mehr benötigt wird. Es geht um die »Abgabe« und das »Loslassen« von Dingen, die nicht mehr gebraucht werden und als Humus eine neue Bestimmung erhalten. Wird mit Geiz und Kleinlichkeit in Verbindung gebracht (»Korinthenkacker«). Das Alte (Unbewusstes), das ich hinter mir lassen will, kann manchmal Angst machen, wenn es ans Tageslicht kommt. Lösung könnte sein: das »Alte« loslassen und als Erstmaßnahme mit einem Einlauf aufweichen, damit es durch Wasser in Lösung gebracht wird.

Homöopathische Heilmittel bei Verstopfung

Verstopfung mit zurückschlupfendem Stuhl.	Staphisagria C30, 1 Gabe
Zunehmend verstopft durch unregelmäßigen Lebenswandel; unregelmäßige Darmtätigkeit; trotz Drang kommt nichts; sitzt lange auf der Klobrille.	Nux vomica C30, 1 Gabe
Darmlähmung nach Operationen zur Unterstützung.	Staphysagria C30, 1 Gabe in einem Glas Wasser schluckweise trinken lassen
Verstopfung im Wochenbett, Stuhlgang geht nicht ab trotz reichlichem Trinken.	Nux vomica C30, 1 Gabe, ggf. täglich wiederholen

HAUSMITTEL

Weitere unterstützende Maßnahmen

- Viel trinken, täglich bis zu 2–3 Liter Wasser. Das macht den Stuhl weich und geschmeidig.
- Regelmäßige Bewegung.
- Stress vermeiden und durch Entspannungsverfahren abbauen.
- Stuhlgang nie unterdrücken, denn wiederholte Unterdrückung führt zu Störungen.
- Ballaststoffreiche Ernährung: Gemüse, Obst, Vollkornprodukte, Weizenkleie.
- Kaffee, Cola sowie Alkohol verbrauchen Wasser und begünstigen so die Verstopfung.
- Ein Glas lauwarmes Wasser, direkt nach dem Aufstehen getrunken, soll die Darmtätigkeit anregen.
- Sauerkraut/-saft, Feigen und Trockenpflaumen wirken abführend.
- Bei akuter Verstopfung ist der Einlauf eine gute Methode (s. Rezepte S. 182).
- Indischer Flohsamen (z. B. Mucofalk® Granulat): Erwachsene und Jugendliche ab 12 Jahren nehmen 1–3-mal täglich ein Beutel oder Messbecher mit reichlich Flüssigkeit ein.
- Ungeschroteten Leinsamen einnehmen: 1 Esslöffel mit 150 ml Wasser zwischen den Mahlzeiten.

Blinddarmreizung (Blinddarmverdacht)

Die akute Blinddarmreizung ist immer eine ernste Erkrankung! Sie ist gekennzeichnet durch Schmerzen im rechten Unterbauch, die innerhalb weniger Stunden auftreten und vorher so noch nie da waren. Die Schmerzen beginnen um den Nabel und wandern dann in den rechten Unterbauch, dabei verschlimmern sie sich ständig. Es kommt zu Appetitlosigkeit und später zu Übelkeit und Erbrechen. Die Augen sind bei der Untersuchung ängstlich offen. Das Kind kann nicht richtig gehen und ist vor Schmerz auf der rechten Seite gebeugt. Die Temperatur ist im Darm gemessen 1 °C höher als in der Achselhöhle.

Psychosomatische Deutung

Der Wurmfortsatz des Blinddarmes ist eine Sackgasse und gleichzeitig eines der wichtigsten lymphatischen Organe im Darm. Er bewacht den Ausgang des Dünndarms, damit keine Keime aus dem Dickdarm (dem Sitz der Unterwelt) in den keimarmen Dünndarm wandern. Der Konflikt (Entzündungskampf) spielt sich oft ab im Grenzbereich von unschuldiger Kindheit und gefährlicher Erwachsenenwelt. Die Lösung ist: Unterdrücktes aus der Schattenwelt ans Licht holen und einen Weg in die Erwachsenenwelt ebnen.

wichtig

- Suchen Sie sofort einen Arzt auf!
- Die homöopathische Medikation – frühzeitig eingesetzt! – ist zur ersten Hilfe gedacht und oft erfolgreich. Wenn sich nach 30 Minuten keine deutliche Besserung einstellt, ist immer ein Chirurg hinzuzuziehen.

Homöopathische Mittel zur 1. Hilfe bei Bliddarmreizung

- Blinddarmentzündung, plötzlich; rot; schwitzt nicht.	Aconitum napellus C30, 1 Gabe
- Akute Blinddarmentzündung; besser durch Zurückbeugen; schwitzt.	Belladonna C30, 1 Gabe, sofort geben!
- Blinddarmentzündung, stechend; Druck verschlimmert; durstlos.	Apis C30, 1 Gabe
- Blinddarmentzündung; ganzer Bauch empfindlich.	Lachesis C30, 1 Gabe

Nahrungsmittelunverträglichkeit/-allergie

Nahrungsmittelunverträglichkeiten nehmen stetig zu. Die Angaben zur Häufigkeit von Betroffenen in Deutschland schwanken zwischen 8 und 40%. Echte Nahrungsmittelallergien sind selten und der Körper reagiert dabei innerhalb von wenigen Minuten nach Nahrungsaufnahme mit Juckreiz und Schwellungen im Mund- und Rachenraum. Bei Nahrungsmittelunverträglichkeiten kommt es Stunden nach der Nahrungsaufnahme zu Durchfall, Blähungen, Übelkeit oder Ekzemen. Chronische Müdigkeit, AD(H)S, Spannungskopfschmerzen, Migräne, Infektanfälligkeit, depressive Verstimmung, Schlafstörungen und »rheumatische« Beschwerden bessern sich oft nach Weglassen bestimmter Lebensmittel.

Psychosomatische Deutung

Die Lebensmittelallergie ist eine Allergie gegen das Leben. Gegen die bedingungslose Annahme der Fülle des Lebens oder der Liebe. Die Hauptallergene stellen die konzentrierten Nahrungsmittel dar, die die Natur für den Nachwuchs oder die Vermehrung bereitstellt, und haben Bezug zur Sexualität (Früchte, Nüsse, Milch, Eier etc.).

Vorbeugende Maßnahmen

Entsäuern durch basenbetone Kost mit frischem Obst, frischen Fruchtsäften, Gemüse (besonders Wurzelgemüse), Salaten und Kartoffeln. Medikamente: Basentabletten: 90 Minuten nach den Mahlzeiten 3-mal täglich 2 Tabletten zerkauen. Zur Verbesserung der Schleimhautbarriere: Immunstimulanz aus Mikroorganismen (z.B. Symbioflor 1® Tropfen): täglich 2-mal 20 Tropfen über 6–8 Wochen. Bei Nahrungsmittelunverträglichkeiten eher meiden (Auslassversuch): Zucker, Kuhmilch, Hühnereiweiß und Weizen. Unbedenklich sind eher: Dinkelschrot, Buchweizen, Hirse, Sojaflocken, Hasenfleisch, Rindfleisch, Fisch, Tofu, Mais, Reis, Kartoffeln, Birne, Banane, Wassermelone.

Homöopathische Mittel bei Nahrungsmittelunverträglichkeiten	
▪ Folge von verdorbener Speise, mit Blähungen.	Carbo vegetabilis C30, 1 Gabe
▪ Kollaps mit Schwäche.	Carbo vegetabilis C30, 1 Gabe
▪ Abneigung gegen Fett und Milch; Milch führt zu Blähungen.	Carbo vegetabilis C30, 1 Gabe

Schmerzen

Schmerzen sind zunächst wichtige Steuerzeichen des Organismus, um entsprechende Maßnahmen einzuleiten. Menschen ohne Schmerzerleben sind nicht lebensfähig, da sie sich ständig verletzen. Schmerzen wurden in Antike und Mittelalter als von Gott geschickte Läuterung empfunden, um einen höheren Grad seelischer Reife zu erlangen.

Allgemeine Schmerzen

Schmerz ist der häufigste Grund für einen Arztbesuch in den Industrieländern.

Akute Schmerzen erfordern immer eine zwingende Handlung (Zurückziehen der Finger von der heißen Herdplatte, ärztliche Hilfe aufsuchen etc.) und gehen in der Regel schnell vorbei. Chronische Schmerzen sind eine tiefe Störung der Person und eignen sich nicht für die Selbstbehandlung.

Chronischer Schmerz, der durch falsche Lebensweise hervorgerufen oder unterhalten wird, ist allein medikamentös nicht zu behandeln, da sich das »Warnsystem« nicht ausschalten lässt.

Besonders bei kleinen Kindern ist es nicht einfach, Schmerzen als solche zu erkennen. Die Schmerzäußerungen stellen sich ganz unterschiedlich dar. Sie können ein Kind mit Schmerzen aber immer unterstützen, indem Sie mit Ruhe, Zuwendung und Anteilnahme reagieren.

Psychosomatische Deutung

Schmerz tritt nicht zufällig ein. Schmerz zwingt zum Spüren und Fühlen, als Warnsystem des Körpers. Er ist ein Hilferuf des Gewebes nach Durchblutung oder Entlastung. Schmerz muss in seiner seelisch-geistigen Dimension als Signal des Körpers nach notwendiger Veränderung akzeptiert werden. Lösung wäre: auf die Hilferufe reagieren und sich auf der geistig-seelischen Ebene mit dem Thema auseinandersetzen. Leidenschaftlich statt schmerzhaftes Leiden.

HAUSMITTEL

Weitere unterstützende Maßnahmen

Entspannungsverfahren: Autogenes Training, Progressive Muskelrelaxation nach Jacobson, Meditation.

Homöopathische Mittel bei Schmerzen der Kinder

Kinder, die sich ständig verletzen, aufgeschlagene Knie etc.	Arnica C30, 1 Gabe
Schmerzempfindlich, reizbar, schreit wie am Spieß (hemmungslos), lässt sich nicht beruhigen.	Chamomilla C30, 1 Gabe, ggf. wiederholen
Wachstumsschmerzen in den Knochen bei Kindern.	Eupathorium perfoliatum C30, 1 Gabe, ggf. für einige Tage täglich wiederholen

Homöopathische Mittel bei Schmerzen der Erwachsenen

Knochenschmerzen, empfindliche Knochen, Gliederschmerz, tief sitzend in allen Knochen; Schmerzhaftigkeit der Knochen im ganzen Körper.	Eupathorium perfoliatum C30, 1 Gabe
Steißbeinschmerz, akut nach Sturz.	Hypericum C30, 1 Gabe

Kopfschmerzen

Kopfschmerzen nehmen seit Jahren in der Bevölkerung zu. Etwa 5 % leiden unter täglichen Kopfschmerzen. Bis zu 70 % haben gelegentlich Kopfschmerzen. Typisch ist, dass bei der medizinischen Untersuchung meist kein relevanter Befund herauskommt. Körperliche Ursachen allein finden sich in den seltensten Fällen.

Oft stehen die Kopfschmerzen im Zusammenhang mit dem Kauapparat. Insbesondere durch das Zähne-Zusammenbeißen und nächtliches Zähneknirschen mit Verspannungen der Schulter-Nacken-Muskulatur und in Zusammenhang mit Störungen der Wirbelfunktionen. Die wichtigste Therapiemaßnahme ist die Vorbeugung. Während Spannungskopfschmerzen im Akutanfall gut auf die Homöopathie ansprechen, ist bei einem Migräneanfall, leider nur selten ein Erfolg zu verzeichnen.

Psychosomatische Deutung

Kopfschmerzen entstehen aus Überdrucksituationen: »mit dem Kopf durch die Wand wollen«, Überforderung, Perfektionsanspruch und Ehrgeiz. Oder durch Niederdrucksituation im Sinne von: »nicht durchblicken«, »ein Brett vor dem Kopf haben« und »sich etwas vormachen«. Im ersten Fall ist die Lösung: Loslassen von der Engstirnigkeit des »Ich will« und den Kopf entlasten. Im zweiten Fall geht es darum, die Harmonie in den Ansprüchen zwischen Kopf, Herz und Bauch zu finden.

Homöopathische Mittel nach Ursache

Stechender Kopfschmerz; auch bei Sonnenstich.	Apis C30, 1 Gabe
Während der Periode; wellenartige, pochende, pulsierende Schläfen; Blutandrang; klopfend.	Belladonna C30, 1 Gabe
Kopfschmerz vor und während der Periode.	Gelsemium C30, 1 Gabe
Kopfschmerzen mit Klopfen und Hämmern, über den Augen, auch menstruell.	Lachesis C30, 1 Gabe
In der Schwangerschaft.	Chamomilla C30, 1 Gabe
Föhnkopfschmerz, Folge von Föhn oder allgemein durch Wetterwechsel; am Hinterkopf krampfend, wie ein Band, drückend; Benommenheit.	Gelsemium C30, 1 Gabe
Schulkopfweh als Folge von zu viel Fernsehen oder Computer; Konzentrationsschwäche; dusselig, schusselig, verkatert.	Cocculus C30, 1 Gabe
Katerkopfweh.	Nux vomica C30, 1 Gabe
Rheumatischer Kopfschmerz, berstend.	Rhus toxicodendron C30, 1 Gabe

Migräne

Die Migräne (Halbseitenkopfschmerz) ist ein einseitiger (in 70 % der Fälle), sehr intensiver, pulsierender Schmerz in der Schläfenregion. Häufig verbunden mit Übelkeit (36 %), Erbrechen (18 %), Licht- (60 %) und Lärmempfindlichkeit (49 %) und einer Verschlimmerung durch körperliche Aktivität.

wichtig

Erholung findet das Gehirn nur durch die erzwungene Ruhe und Reizabschirmung. Migränemedikamente dürfen nicht dazu missbraucht werden, mit ihrer Hilfe diese notwendigen Ruhepausen für das Gehirn zu übergehen.

Oft erfolgt eine Besserung nach Erbrechen. Das Auftreten von Migräne ist oft hormon- und stressabhängig.

Psychosomatische Deutung

Migräne-Patienten haben eine Übererregbarkeit des Gehirns, die beim Anfall vollständig abnimmt. Die Migräne steht für Einseitigkeit des Denken und Fühlens, Kopfzerbrechen, Entladung gestauter Spannung und unterdrückter Energie (ähnlich Epilepsie), als »Orgasmus im Kopf«.

Homöopathische Mittel bei Migräne	
▪ Migräne klopfend, im Stirnbereich; Fülle im Kopf; Schmerzen pulsierend; weite unbewegliche Pupillen, starrer Blick.	Belladonna C30, 1 Gabe, ggf. nach 6 Stunden wiederholen
▪ Migräneartige Kopfschmerzen mit morgendlicher Übelkeit.	Nux vomica C30, 1 Gabe
▪ Migräne mit Sehstörungen, verschwommenes Sehen, Doppelbilder; Schwindel; Schmerzen vom Nacken zu den Augen ziehend; besser durch Wasserlassen; Benommenheit.	Gelsemium C30, 1 Gabe

Was tun bei Migräne und Spannungskopfschmerzen?

Sowohl für die Spannungskopfschmerzen als auch für die Migräne ist die Ursache oft nicht klar. Naheliegend ist aber die Vermutung, dass die Kopfschmerzen mit unserer heutigen Lebensform in Zusammenhang stehen: Die permanente Überbeanspruchung unseres Kopfes bzw. Intellekts löst im wahrsten Sinne des Wortes »Kopfzerbrechen« aus.

Maßnahmen zur Vorbeugung

- Geregelter Tagesablauf sowie nicht zu viel und nicht zu wenig Schlaf.
- Weniger Termine und Stress.
- Ernährungsberatung.
- Entspannungsübungen, wie z. B. Autogenes Training, Progressive Muskeltiefenentspannung nach Jacobson, Tai Chi, Qi Gong, Yoga, Meditation, klassische Musik.
- Viel Wasser und Tee trinken sowie naturbelassene Lebensmittel wie Obst und Gemüse bevorzugen.
- Moderater Ausdauersport, z. B. Joggen, Radfahren, Walken oder Schwimmen.
- Migränekalender führen, um die eigenen Auslöser aufzuspüren.

- Viel Flüssigkeit trinken: Kinder täglich 1,5–2 Liter Wasser oder Tee und Erwachsene täglich ca. 3 Liter.
- Mineralstoffpräparat aus Magnesium (z. B. Lösnesium® Brausegranulat): Jugendliche und Erwachsene trinken 1–2-mal täglich 1 Beutel in Wasser aufgelöst, Schulkinder 1-mal täglich ½ Beutel.

Nach einer schwedischen Studie bei Kindern führte das Weglassen bestimmter problematischer Nahrungsmittel zu einer deutlichen Abnahme der Anfälle: Zucker, Weizen, Farb- und Konservierungsmittel, Natriumglutamat (E621), Tomatenketchup, Gewürzmischungen, Fertiggerichte, Tiefkühlkost, Hefeextrakt, Hefebrühe, Käse – besonders reife Käsesorten eher meiden – Parmesan, Camembert, Cheddar, gepökelte Fleischwaren (Kasseler), Kochschinken, Teewurst, Mettwurst, Geflügelleber, Fischmarinaden, frische Kuhmilch (besser Naturjoghurt oder Sauermilch), ofenfrisches Brot und Brötchen, Zitrusfrüchte, überreife Bananen, Avocados, Tomaten, dicke Bohnen, Chips, Bratkartoffeln, Walnussöl, Erdnussbutter, Nüsse, Rotwein, Kaffee, Schwarztee, Cola, Energy-Drinks, Schokolade.

Maßnahmen im Anfall

- Kalte Umschläge auf die Stirn (Eis, Cold-pack, kalter Waschlappen).
- Eisabreibungen (s. Rezepte S. 181).

- Rückzug in ein möglichst verdunkeltes Zimmer.
- Saure oder salzige Stimulation, z. B. Äpfel, Zitronensaft, Salz, Salzstangen, Gemüsebrühe.
- Das mehrmalige, großflächige Einreiben der Schläfen mit Pfefferminzöl ist mehreren Studien zufolge genauso wirksam bei Kopfschmerzen wie Schmerzmittel. Allerdings hebt Pfefferminzöl die Wirkung der homöopathischen Medikamente auf. Hier muss man sich entscheiden. Entweder die Homöopathie wirkt, dann braucht man nichts weiter, oder aber die Wirkung ist nicht ausreichend, dann muss man zu anderen Maßnahmen greifen.
- Kräuterextrakt aus Minze (z. B. Euminz®): Bei Kindern ab 6 Jahren und Erwachsenen auf Stirn und Schläfen auftragen. Bei Bedarf mehrmals im Abstand von jeweils 15 Minuten. Nicht auf Schleimhäute bringen, besonders nicht in die Augen.
- Kräuterextrakttropfen (z. B. OLBAS Tropfen): Für die äußerliche Anwendung 2–4-mal täglich 5–15 Tropfen auf die Haut auftragen und verreiben. Für feuchtkalte Umschläge setzen Sie einige Tropfen dem Umschlagwasser zu.

Spannungskopfschmerzen

Die Schmerzen schwellen langsam an- und ab, sind beidseitig, wie ein Schraubstock oder ein zu enger Fahrradhelm, dumpf, drückend, nicht sehr intensiv. Ohne vegetative Begleitsymptome wie Übelkeit oder Erbrechen. Eine Unterart der Spannungskopfschmerzen ist die Dysfunktion des Kauapparates, überwiegend mit Gesichtsschmerzen. Aufbeißschienen bessern sowohl Migräne als auch Spannungskopfschmerzen.

Psychosomatische Deutung

Bei Überdrucksituation: Es »platzt einem der Kopf«, man kann etwas »im Kopf nicht aushalten«, man will »mit dem Kopf durch die Wand«, ist »kopflastig« oder muss sich »be-haupten«.

Wenn man die »Zähne zusammenbeißen« muss oder man »vor Wut mit den Zähnen knirscht«, an einem Problem »herumkaut« und sich »durchbeißen« muss, führt das zu Dauermuskelkater und Schmerzen der Kaumuskulatur.

Vorbeugende Maßnahmen

Siehe unter »Maßnahmen zur Vorbeugung von Migräne«, Seite 137.

HAUSMITTEL

Weitere unterstützende Maßnahmen

Allgemeine Maßnahmen während eines akuten Anfalls sind z.B. Einreiben der Schläfen mit Pfefferminzöl, feuchtkalte Umschläge auf die Stirn legen, Rückzug in ein möglichst verdunkeltes Zimmer. Weitere Maßnahmen finden sie unter »Was tun bei Migräne und Spannungskopfschmerzen?«, Seite 137.

Homöopathische Mittel bei Spannungskopfschmerzen

▪ Häufigstes Kopfschmerzmittel beim typischen Spannungskopfschmerz; Kopfweh, wie Reifen um den Schädel (zu enger Motorradhelm) oder am Hinterkopf; benommenes schweres Gefühl; Besserung durch den Abgang von reichlich hellem Urin.	Gelsemium C30, 1 Gabe, ggf. nach 6 Stunden wiederholen

Medikamentenkopfschmerz

Dauerkopfschmerz, oft mit zwischenzeit-
lichen Migräneattacken, durch tägliche
Schmerzmitteleinnahme seit mehreren
Jahren. Die üblichen Medikamente helfen
nicht mehr. Ursache sind Schmerzmittel-
mischpräparate. Nach Entzug der Medikamente sind 70 % aller Betroffenen kom-
plett schmerzfrei.

wichtig

**Beim Medikamentenkopfschmerz ist
eine ärztliche Begleitung dringend
erforderlich! Nur Ihr Arzt kann entscheiden, ob und welche Medikamente
abgesetzt oder durch andere Präparate
ersetzt werden können.**

Homöopathische Mittel bei Medikamentenkopfschmerz	
▪ Bei Medikamentenkopfschmerz, hilft beim Entzug.	Nux vomica C30, 1 Gabe

Zahnschmerzen

Die einzelnen Zähne sind ausgiebig mit
Nerven versorgt, die sich schon bei gerin-
gem Anlass melden. Ursachen sind meist
Karies, fehlender Zahnschmelz oder Entzündungen im Zahnfleischbereich.

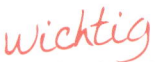

**Bei Zahnschmerzen sollte man immer
den Zahnarzt aufsuchen! Die Homöopathie dient der Heilunterstützung
oder der Überbrückung, bis ein Termin
möglich ist.**

Psychosomatische Deutung

Die Zähne sind unsere Waffe und ein Sym-
bol für Aggression. Wenn uns die Zähne
wehtun, sich lockern oder ausfallen, sind
wir quasi wehrlos. Die Ursache liegt oft
in unserer Ernährungsweise: Durch den
Verzehr von vitalitätsarmer (toter) Nahrungsmittel (insbesondere Zucker und
Weißmehl) berauben wir uns unserer vitalen, gesunden Kraft. Die Lösung ist: die
vitalen eigenen Kräfte ans Licht kommen
lassen. Aggression (die Zähne zeigen) als
Lebensprinzip anerkennen und ins eigene
Leben integrieren.

Homöopathische Mittel bei Zahnschmerzen

Zahnschmerzen neuralgisch; bei Zahnwurzelvereiterung; nach Zahnextraktionen.	Hypericum C30, 1 Gabe
Zahnschmerzen akut; heftig, plötzlich, unerträglich; sucht Hilfe.	Aconitum napellus C30, 1 Gabe
Unerträgliche Zahnschmerzen, besonders bei Kindern; anfallartig durch warmes Essen und Trinken.	Chamomilla C30, 1 Gabe
Neuralgische Zahnschmerzen bei Karies; schwarze Zahnstumpen, zerstörte, faule Zähne.	Staphisagria C30, 1 Gabe
Nachts pulsierender Zahnschmerz; Zahnfleisch gerötet; dicke Backe; auch Wurzelentzündung; braucht Wärme.	Belladonna C30, 1 Gabe
Wenn die Zähne durchkommen, Kind ist unleidlich.	Chamomilla C30, 1 Gabe
Zahnungsbeschwerden der Säuglinge; Überwertiges Schmerzempfinden; Schreien beim Schmerz.	Chamomilla C30, 1 Gabe

Homöopathische Mittel bei Zahnfleischbeschwerden

Blutendes, zurückgezogenes Zahnfleisch; Karies mit Schwarzwerden der Zähne und Zahnlockerung; schmerzhafte Zahnstumpen.	Staphisagria D12, 1 Gabe, 2 -mal täglich über mehrere Wochen
Zahnfleischbluten.	Lachesis C30, 1 Gabe
Zahnfleischbluten beim Zähneputzen.	Arnica C30, 1 Gabe
Dickes, hochrotes Zahnfleisch; Fieber; unruhig, nachts.	Belladonna C30, 1 Gabe

141

HAUSMITTEL

Weitere unterstützende Maßnahmen

Allgemeine Maßnahmen bei Zahnschmerzen.

- Zahnarzt aufsuchen, bis dahin
  - Nelkenöl auf Wattestäbchen an den Zahn streichen oder eine Nelke kauen.
  - Mundspülungen mit Salbeitee oder Salviathymol®, Teebaumöl, Propolistinktur.

Allgemeine Maßnahmen bei Parodontose und Zahnfleischbluten.

- Mit verdünntem Teebaumöl gurgeln oder mit starkem Schwarztee spülen.
- Neyparadent® (homöopathisches Komplexmittel): 3-mal täglich mit 10–20 Tropfen auf 100 ml Wasser gurgeln oder spülen, anschließend einige Tropfen auf die betreffenden Stellen auftupfen.
- Berberis D3 Globuli: 4 Monate lang 3-mal 5 Globuli zur Entgiftung einnehmen.

Homöopathische Mittel vor und nach dem Zahnziehen

▪ Vor dem Zahnziehen, Wurzelbehandlung, Plombieren – zur Vermeidung von starken Blutungen und zur Verbesserung der Wundheilung.	Arnica C30, 1 Gabe
▪ Nach Zahnziehen und Wurzelbehandlung zur Beruhigung des Nervenschmerzes.	Hypericum C30, 1 Gabe
▪ Nachblutung nach Zahnziehen.	Arnica C30, 1 Gabe

Nervenschmerzen

Bei Nervenschmerzen (Neuralgie) ist das schmerzleitende Nervensystem in Mitleidenschaft gezogen. Eine Schädigung von Nerven durch Druck, Entzündung oder Verletzung führt zu einer vermehrten Erregbarkeit des Nervengewebes. Die Weiterleitung zum Gehirn nimmt zu und es kommt zu Kurzschlüssen in der Nervenleitung, einhergehend mit Funktionsausfällen in Form von: Kribbeln, Ameisenlaufen, Taubheit, Überempfindlichkeit der Haut bis hin zu Lähmungen.

HAUSMITTEL

Weitere unterstützende Maßnahmen

- Salbe mit Capsaicin (z. B. Rheumamed®): mehrmals täglich 1–2 cm Salbenstrang im Schmerzgebiet einreiben. Vorsicht: besser Einmalhandschuhe benutzen, da eine Berührung der Schleimhäute unbedingt verhindert werden muss! Händewaschen reicht oft nicht aus. Capsaicin, der Inhaltsstoff des Chilis, ist wissenschaftlich erwiesen hilfreich bei Schmerzen, sowohl bei Nervenschmerzen als auch bei rheumatischen Schmerzen. Der Schmerzreiz wird überlagert und die Überwärmung der Haut führt durch das Brennen zu einer besseren Durchblutung.
- Eisabreibungen (s. Rezepte S. 181).

Homöopathische Komplexmittel.
- Dysto-loges® S (homöopathisches Komplexmittel): 3-mal täglich 8–10 Tropfen einnehmen.
- Neurexan® Tabletten (homöopathisches Komplexmittel): 1–3-mal täglich 1 Tablette nehmen.

wichtig

Nervenschmerzen müssen immer einem Neurologen vorgestellt werden zur Ursachenerforschung und Behandlung des Grundübels. Die Homöopathie ist hier aber eine hilfreiche Unterstützung.

Psychosomatische Deutung

Nerven sind die Nachrichtenübermittler vom Körper zur Zentrale. Schmerzen sind ein Hilfeschrei, der die Gefühls- und/oder die Handlungsebene betrifft. Sie erfordern eine aggressive, kontinuierliche Auseinandersetzung mit dem Thema der betroffenen Nerven. Lösung könnte sein: sich auf den Kampf einlassen und ihn bis zur Lösung offen(siv) ausfechten.

Hinweise zur Homöopathie

Die Behandlung von chronischen Nervenschmerzen ist primär eine Domäne der Schulmedizin und erfordert auch immer eine Abklärung durch den Arzt. Im Alltag kann die Homöopathie bei einfachen Problemen, die in Zusammenhang mit den Schmerzen stehen, aber gut helfen. Sie hält zur Unterstützung der Heilung viele Mittel bereit.

Homöopathische Mittel bei Taubheitsgefühl und Kribbeln

▪ Taubheitsgefühl, Ameisenlaufen.	Aconitum napellus C30, 1 Gabe
▪ Taubheit und Kribbeln; Zugluftempfindlichkeit.	Nux vomica C30, 1 Gabe
▪ Taubheitsgefühl in den Gliedern, wie abgestorben.	Rhus toxicodendron C30, 1 Gabe
▪ Kribbeln und Ameisenlaufen.	Hypericum C30, 1 Gabe

Homöopathische Mittel bei Nervenschmerzen (Ischias) der Wirbelsäule

▪ Rückenschmerzen, Hexenschuss; wie gelähmt.	Rhus toxicodendron C30, 1 Gabe
▪ Kreuzschmerz, besonders nachts (kann sich nicht umdrehen); steht vorgebeugt; Zugluftempfindlichkeit.	Nux vomica C30, 1 Gabe
▪ Kreuzschmerz, Ischias, besser durch Bewegungen.	Dulcamara C30, 1 Gabe
▪ Ischias.	Rhus toxicodendron C30, 1 Gabe
▪ Neuralgische Ischialgie, ziehend, reißend, lähmig; Bewegung bessert.	Chamomilla C30, 1 Gabe
▪ Bandscheibenvorfall mit Taubheit, Schwäche, Lähmigkeit, Kribbeln und Ameisenlaufen entlang der Nerven (Ischias).	Hypericum C30, 1 Gabe

Homöopathische Mittel bei krampfartigen Schmerzen und Lähmigkeit

▪ Krampfartige Schmerzen; Kraftlosigkeit; Zittern der Glieder.	Gelsemium C30, 1 Gabe
▪ Krampf und Lähmung mit Zittern der Glieder.	Gelsemium C30, 1 Gabe
▪ Muskelverkrampfung; Zugluftempfindlichkeit.	Nux vomica C30, 1 Gabe

Homöopathische Mittel bei krampfartigen Schmerzen und Lähmigkeit

▪ Lähmigkeit der Muskeln; Zittern der Glieder.	Gelsemium C30, 1 Gabe
▪ Schwäche, Lähmigkeit bei Nervenverletzung.	Hypericum C30, 1 Gabe täglich

Homöopathische Mittel bei starken Nervenschmerzen

▪ Ziehende, reißende Schmerzen; Bewegung bessert.	Chamomilla C30, 1 Gabe
▪ Unerträglicher Nervenschmerz.	Chamomilla C30, 1 Gabe
▪ Verletzung von Nerven.	Hypericum C30, 1 Gabe
▪ Ziehende, schießende, krampfartige Schmerzen mit dem Gefühl: kalt wie Eis.	Aconitum napellus C30, 1 Gabe
▪ Amputationsneuralgie.	Hypericum C30, 1 Gabe
▪ Trigeminusneuralgie.	Chamomilla C30, 1 Gabe
▪ Schießende Schmerzen der Nervenstränge, Neuralgien.	Hypericum C30, 1 Gabe
▪ Neuropathische Schmerzen.	Rhus toxicodendron C30, 1 Gabe
▪ Rückenmarkserkrankungen; Multiple Sklerose; Morbus Parkinson; nach Kinderlähmung; mit Lähmungen und Zittern.	Gelsemium C30, 1 Gabe
▪ Gehirnerschütterung akut oder bei Spätfolgen.	Hypericum C30, 1 Gabe
▪ Scharf brennender Schmerz abwechselnd rechts und links an Kopf, Hals und Brust.	Allium cepa D6, 1 Gabe, 3-mal täglich

Rheumatische Schmerzen

Rheuma ist keine Diagnose, sondern ein Symptom. Es bedeutet »der fließende, wandernde Schmerz«. Das reicht vom »harmlosen« vorübergehenden Schmerzsyndrom bis zu sehr ernsthaften, entzündlichen, rheumatischen Erkrankungen. An dieser Stelle werden nur die harmlosen Zustände beschrieben.

HAUSMITTEL

Weitere unterstützende Maßnahmen

- Kalte Umschläge mit Quark (Topfen), mehrmals täglich im entzündeten Bereich (s. Rezepte S. 181).
- Eisabreibungen (s. Rezepte S. 181).
- Entgiftungstee (s. Rezepte S. 185).
- Badezusatz (z. B. Salhumin® Rheuma-Bad): alle 2 Tage 1 Vollbad nehmen.
- Salbe mit Capsaicin (z. B. Rheuma-med®): mehrmals täglich mit der Salbe einreiben. Vorsicht: Besser Einmalhandschuhe benutzen, da eine Berührung der Schleimhäute unbedingt verhindert werden muss! Hände waschen reicht oft nicht aus!

Entsäuern.
Viele wichtige Stoffwechselvorgänge im Körper können nur richtig ablaufen, wenn im Organismus ein ausgeglichenes Verhältnis von Säuren und Basen vorhanden ist.
Ein gesundes Stoffwechselgleichgewicht kann erreicht werden, wenn etwa 80 % der Lebensmittel aus basenbildenden und 20 % aus säurebildenden Lebensmitteln bestehen. Basen für den Organismus liefern: fast alle Gemüse, insbesondere was unter der Erde wächst, Kartoffeln, Obst, Butter, rohe Milch und Sahne. Säurelieferanten sind: Hülsenfrüchte, Nüsse, Fleisch, Wurst, Käse, Quark, Eier, Kaffee und alle schnell verwertbaren Kohlehydrate wie Brot, Zucker, Süßigkeiten, zuckerhaltige Getränke, Mehlspeisen und Alkohol.

- Basenpulver (z. B. Basosyx®): 3-mal täglich je 1–2 Tabletten zwischen den Mahlzeiten nehmen.

Homöopathische Komplexmittel.
- Traumeel® S (homöopathisches Komplexmittel): 3-mal täglich 1 Tablette.
- Rheumaselect® Tropfen (homöopathisches Komplexmittel):3–4-mal täglich 10–20 Tropfen.
- Berberis D3 Globuli: 4 Monate lang 3-mal täglich 5 Globuli zur Entgiftung einnehmen.

wichtig

Bei länger andauernder Steifigkeit mit Schmerz am Morgen von mehr als 30 Minuten, Gelenkschwellungen (insbesondere der Fingergrund- und Mittelgelenke) mit Rötung und Überwärmung, verbunden mit einem allgemeinen Krankheitsgefühl, ist es dringend erforderlich, einen Fachmann (Rheumatologe) aufzusuchen. Selbstversuche verzögern nur eine notwendige Diagnostik!

Psychosomatische Deutung

Die Gelenkschmiere ist aufgebraucht, die Bewegung blockiert, eingerostet, »es geht nichts vorwärts«. Die Morgensteifigkeit zwingt äußerlich zur Ruhe. Wie bei allen Autoaggressionskrankheiten richtet sich die eigene aggressive Energie gegen die eigenen Bewegungselemente. Lösung könnte sein: die erzwungene Ruhe zu inneren Kämpfen nutzen. Lernen, sich mit der Stimme zu artikulieren und so für innere Bewegung zu sorgen. Alte »Ablagerungen« in den Gelenken durch bewusstes »Fasten« entgiften.

Homöopathische Mittel bei rheumatischen Schmerzen

▪ Knochenschmerzen; empfindliche Knochen; Wachstumsschmerzen; Schmerzhaftigkeit im ganzen Körper, »rheumatisch«; Gliederschmerz tief sitzend in allen Knochen.	Eupathorium perfoliatum C30, 1 Gabe
▪ Rheuma mit Verrenkungs- und Zerschlagenheitsgefühl, selbst das Bett erscheint zu hart.	Arnica C30, 1 Gabe
▪ Rheuma, ziehend, reißend, lähmig, taub; Bewegung bessert.	Chamomilla C30, 1 Gabe
▪ Reißende Schmerzen in Sehnen, Bändern und Muskeln.	Rhus toxicodendron C30, 1 Gabe
▪ Sehnenscheidenentzündung mit Steifigkeit; Anfangsschmerz und Besserung bei fortgesetzter Bewegung.	Rhus toxicodendron C30, 1 Gabe
▪ Tennisellbogen; steif; Schmerz bei Beginn der Bewegung, der sich mit fortgesetzter Bewegung bessert; Wärme bessert; nachts unruhig.	Rhus toxicodendron C30, 1 Gabe
▪ Muskelkater nach Sport oder ungewohnter Belastung.	Arnica C30, 1 Gabe

Homöopathische Mittel bei Entzündung zusätzlich zur Rheumamedikation:

Chronische Gicht.	Staphisagria D12, 1 Gabe, 2-mal täglich über mehrere Wochen
Muskelschmerzen; versteifte Muskeln (Polymyalgia rheumatika); Zerschlagenheitsgefühl.	Rhus toxicodendron C30, 1 Gabe
Gelenkentzündung; Gelenke fühlen sich an wie zu kurz.	Rhus toxicodendron C30, 1 Gabe
Entzündliche Schwellung der Gelenke; Bewegungsempfindlichkeit.	Apis C30, 1 Gabe

Wirbelsäulenbeschwerden

Wirbelsäulenbeschwerden sind eine der häufigsten Ursachen für einen Arztbesuch in den Industrienationen. Nur in den wenigsten Fällen lässt sich eine klare Ursache finden. Eine rein orthopädisch orientierte Behandlung der Wirbelsäule scheitert in der Regel, wenn die Beschwerden schon länger als 3 Wochen bestehen. Röntgenuntersuchungen können nur in seltenen Fällen die wahre Ursache aufdecken. Die meisten Veränderungen sind schon vor den Beschwerden zu sehen.

TIPP

Weitere unterstützende Maßnahmen

Äußerliche Anwendungen.
- Eisabreibungen (s. Rezepte S. 181).
- Badezusatz (z. B. Salhumin® Rheuma-Bad): alle 2 Tage 1 Vollbad nehmen.
- Salbe mit Capsaicin (z. B. Rheumamed® Salbe): mehrmals täglich einreiben. Vorsicht: besser Einmalhandschuhe benutzen, da eine Berührung der Schleimhäute unbedingt verhindert werden muss! Hände waschen reicht oft nicht aus!
- Wärmflasche auflegen.
- Heizkissen.
- Entsäuern (siehe rheumatische Schmerzen).

Homöopathische Komplexmittel.
- Traumeel® S Tabletten (homöopathisches Komplexmittel): 3-mal täglich 1 Tablette nehmen.
- Rheumaselect® Tropfen (homöopathisches Komplexmittel): 3–4-mal täglich 10–20 Tropfen einnehmen.

Psychosomatische Deutung

Wirbelsäulenprobleme haben immer etwas mit Haltung zu tun. Dabei entspricht die innere Haltung der äußeren. Bei der Lendenwirbelsäule geht es darum, »mehr für mich einzustehen«. Bei der Brustwirbelsäule ist das Thema, »mehr in die Weite der Liebesfähigkeit zu gehen«. Störungen im Bereich der Halswirbelsäule bedürfen mehr Flexibilität und Umschau nach neuen Dingen. Rückenschmerzen zwingen zur Auseinandersetzung mit sich selbst. Sie zwingen zur Ruhe und dazu, diese zunächst auch einzuhalten.

wichtig

Bei sehr starken Schmerzen verständigen Sie den Notdienst/Notarzt! Bei akuten Schmerzen in Gesäß, Leiste, Bein oder Fuß, plötzlichen Lähmungserscheinungen mit Sensibilitätsstörungen, Blasen- oder Darmentleerungsstörungen verständigen Sie den Arzt oder Notarzt! Der Betroffene muss in der sogenannten »Stufenbettlagerung« transportiert werden.

Homöopathische Mittel bei Wirbelsäulenbeschwerden

Hexenschuss nach Überheben, Überarbeitung, Unterkühlung; Bewegung und Wärme bessert; Rückenschmerzen; wie gelähmt.	Rhus toxicodendron C30
Kreuzschmerz und Ischias; besser durch kräftige Bewegungen.	Dulcamara C30
Kreuzschmerz, besonders nachts (kann sich nicht umdrehen); steht vorgebeugt; Zugluftempfindlichkeit.	Nux vomica C30
Kreuzschmerz und Ischias; besser durch kräftige Bewegungen.	Dulcamara C30
Akute Nackensteifigkeit; Wärme lindert; Auslöser: Kälte und Zugluft.	Aconitum napellus C30
Nackensteifigkeit mit Kopfweh; Benommenheit; Bewegung verschlechtert; halsstarrig.	Gelsemium C30
Rückenschmerzen nach Verheben.	Arnica C30
Muskelverkrampfung; Zugluftempfindlichkeit.	Nux vomica C30

Hauterkrankungen

Die Haut als unser größtes Organ wird oft auch als »Spiegel der Seele« bezeichnet. Denn nicht nur der Zustand des Organismus (Ernährungszustand, Kreislaufsituation, Wasserhaushalt etc.) äußert sich auf der Haut, sondern sie gibt auch Auskunft über die seelisch-geistigen Befindlichkeiten des Menschen (z. B. Schamesröte, Freudestrahlen, blass vor Angst). Die im folgenden Kapitel aufgeführten Informationen zu einigen häufigen Hauterkrankungen sollen Ihnen helfen zu beurteilen, ob Sie einen Arzt aufsuchen sollten oder die Selbstbehandlung anwenden können.

Ekzeme

Ekzeme werden in den Industrienationen zunehmend häufiger, insbesondere bei Kleinkindern. Ursache ist oft eine Nahrungsmittelunverträglichkeit, am häufigsten Kuhmilch, Weizen und Industriezucker. Kuhmilcheiweiß ist bei den meisten Menschen das erste artfremde Eiweiß, womit unser Körper konfrontiert wird, besonders nach dem Abstillen. Die Unverträglichkeit betrifft die Eiweißbestandteile. Unverträglichkeiten gegen Milchfett sind sehr selten. Sahne und Butter werden deshalb von den meisten Allergikern vertragen.

Besonders problematisch ist, dass Milcheiweiß in vielen Nahrungsmitteln vorhanden ist, wo wir es nicht vermuten oder wo es oft nicht deklariert ist. Nahrungsmittel, die Milcheiweiß enthalten können – insbesondere in Form von Magermilchpulver – sind: Babynahrung, Heilnahrung, Molkereiprodukte, Salzgebäck, Kuchen, Torten, Kekse, Speiseeis, Schokolade.

Die eigentliche Behandlung muss von innen erfolgen. Äußerliche Anwendungen sind jedoch zur Unterstützung sehr wichtig.

wichtig

Die homöopathische Selbstbehandlung der inneren Ursache für das äußerlich sichtbare Ekzem ist zu kompliziert und dem Erfahrenen vorbehalten, da sie hauptsächlich über die konstitutionelle Behandlung der Person erfolgt.

Psychosomatische Deutung

Ekzeme spielen sich auf der Haut ab, der Außengrenze unseres Körpers und die Ebene für zärtlichen Kontakt. Diese juckt

Was tun bei trockener, juckender Haut?

Besonders für Kinder ist juckende Haut eine Qual, vor allem, weil das Kratzen noch zu einer weiteren Verschlechterung des Hautzustandes führt. Leider ist die Ursache meist nicht bekannt, sodass lediglich versucht werden kann, die Symptome zu lindern. Um aber langfristig den Auslösern für eine Verbesserung oder Verschlechterung des Hautbildes auf die Spur zu kommen, ist ein Tagebuch sinnvoll, um darin die Beobachtungen zu notieren: Welche Umstände führten zu einer Veränderung des Hautzustandes – Wetter, Essen, Stress, Sport etc.?

Maßnahmen zur Vorbeugung von Ekzemen

- Entgiftungstee (s. Rezepte S. 185) regelmäßig über mehrere Wochen trinken.
- Aufbau des Darmimmunsystems mit Immunstimulanz aus Mikroorganismen (z. B. Symbioflor 1® Tropfen): Erwachsene nehmen täglich 3-mal 30 Tropfen über mehrere Wochen (8–12) ein. Kinder nehmen täglich 3-mal 20 Tropfen und Säuglinge 3-mal 10 Tropfen. Die Tropfen sollten eine Weile im Mund behalten werden.
- Eigenblutnosode nach Imhäuser über 4 Monate (s. Rezepte S. 186).

Allgemeine Maßnahmen

- Häufiges Waschen trocknet die Haut aus. Wichtig sind Wechselduschen zur Abhärtung. Insgesamt sollte das Wasser nicht zu heiß sein (siehe Rezepte S. 183).
- Trockene Haut entsteht oft durch zu viel Seife, zu heißes und zu häufiges Baden und durch zu wenig Trinken.
- Kleinen Kindern die Fingernägel kurz schneiden und ihnen eventuell Handschuhe anziehen, damit sie sich nicht so viel aufkratzen können.
- Wichtig ist eine ausreichende Zufuhr von Flüssigkeit (bis zu 3 Liter Wasser), um die Ausscheidung über die Nieren anzuregen.

Äußerliche Behandlung

- Heilerdeauflagen: bei geröteter, entzündeter, leicht nässender Haut.
- Heilerde (z. B. Luvos®2 hautfein): Das Pulver wird mit Wasser, Essigwasser oder Kamillentee zu einem streichfähigen Brei angerührt und etwa 2–3 mm dick auf die entzündeten Hautstellen aufgetragen. Wenn der Brei getrocknet ist und abblättert, können Sie ihn abwaschen.
- Bei nässendem Ekzem kann auch versucht werden, trockenes Heilerdepulver aufzustreuen.

151

- Meersalzbad (s. Rezepte S. 182).
- Molkebad (s. Rezepte S. 182).
- Ölbad (s. Rezepte S. 183).
- Schwarzteeauflagen: bei wunder, nässender, offener Haut (s. Rezepte S. 180).
- Haut eincremen mit:
  – Creme mit Harnstoff (z. B. Basodexan® Fettcreme): 2-mal täglich dünn auftragen.
  – Creme aus Pflanzenauszug (z. B. Ekzevowen® derma): 2-mal täglich dünn auftragen.

Bei Juckreiz
- Essigwasserabreibung: Weinessig mit Wasser im Verhältnis 1:1 verdünnen und die betroffenen Stellen vorsichtig betupfen.
- Kartoffelauflage: rohe Kartoffeln reiben und auf ein Leinentuch streichen und ca. 1 Stunde auf die betroffene Haut auflegen.
- Salbe aus Cardiospermum-Urtinktur (z. B. Halicar® Salbe N): Die Salbe 3-mal täglich auf die betroffenen Hautstellen auftragen.
- Kräuterextrakt aus Dulcamara (z. B. Cefabene® Salbe): 3–5-mal täglich auftragen.
- Spenglersan® G (homöopathisches Komplexmittel): mehrmals täglich auf die betroffenen Hautstellen aufsprühen.

Trockene, spröde Haut
- MedEctoin® Creme: in einer dünnen Schicht mehrmals täglich auf die betroffenen Hautstellen auftragen.
- Entsäuern mit Basenpulver.
- Cefabene® Filmtabletten (homöopathisches Komplexmittel): Erwachsene nehmen 3-mal 1 Tablette und Kinder 1 Tablette täglich.
- Kapseln aus Nachtkerzensamenöl (z. B. Epogam 1000®): Erwachsene nehmen 2-mal täglich 2–3 Kapseln, Kleinkinder 2-mal täglich 1–2 Kapseln zu den Mahlzeiten. Die Kapsel öffnen und den öligen Inhalt in den Mund ausdrücken.

und man kratzt sich blutig. Die angestaute Aggression richtet sich gegen sich selbst. Durch das Blutigkratzen werden die eigenen Grenzen eingerissen. Die Lösung ist:

an den Grenzen (Haut) durchlässiger werden, »sich seiner Haut wehren«, »daran kratzen, bis man weiß, was einen juckt«.

Fußpilz

Fußpilz ist hauptsächlich eine Infektion der Zehenzwischenräume und Fußsohlen mit Fadenpilzen. Er äußert sich mit Rötung, Nässen, Schuppen und Juckreiz. Oft sind auch die Nägel befallen. Feuchte Umgebung, enges Schuhwerk und Fußschweiß fördern die Fußpilzinfektion, die vom Arzt behandelt werden sollte.

Psychosomatische Deutung

Fußpilz ist eine hartnäckige Erkrankung. Sie hat etwas mit Abwehr zu tun, denn die Pilze können sich nur von totem, organischem Material ernähren. Füße haben etwas mit Standhaftigkeit zu tun, unsere Zehennägel als Krallen mit Aggression.

HAUSMITTEL

Weitere unterstützende Maßnahmen

- Pilze werden durch Maschinenwäsche bei 60 °C in 30 Minuten abgetötet.
- Täglich frische Strümpfe (aus Baumwolle ode Wolle) anziehen.
- Die Füße täglich – ohne Seife – kalt waschen; die Zwischenzehenräume gut trocknen, gegebenenfalls trockenföhnen.
- Keine engen Schuhe tragen. So oft wie möglich Sandalen anziehen.
- Fußbäder mit Kochsalz oder Kernseife weichen die Schwielen und Krusten gut auf, sodass das tote Material entfernt werden kann.
- Kaliumpermanganat-Fußbäder helfen, die Haut auszutrocknen. Geben Sie wenige Körner in das Wasser, bis es cognacfarben ist, und baden Sie die Füße für 15 Minuten.
- Baden in Eichenrindenextrakt, mehrmals pro Woche. Sie bekommen Eichenrindenextrakt in der Apotheke. Oder: Sie lassen 3 Hände voll Eichenrinde mit etwa 3 Liter Wasser für 30 Minuten kochen. Anschließend filtern Sie die Rinde mit einem Leinentuch ab und baden die Füße im ausgekühlten Sud für 15 Minuten.
- Verpilzte Schuhe können mit 100 ml 10 %iger Formalinlösung über 48 Stunden luftdicht in einem Plastikbeutel verpackt desinfiziert und anschließend für 24 Stunden gelüftet werden.

Unfälle

Schnell kann es im Alltag mal unverhofft zu Verbrennungen, Verletzungen oder Stürzen kommen. Versuchen Sie in diesen Fällen nicht in Panik zu geraten, sondern handeln Sie besonnen: Versuchen Sie die Situation einzuschätzen, verständigen Sie gegebenenfalls Hilfe, führen Sie die Erste-Hilfe-Maßnahmen durch und bemühen Sie sich, Ruhe zu bewahren. Wie im Folgenden dargestellt, können Sie leichte Unfallfolgen sehr gut selbst bewältigen!

Verbrennung

Verbrennungen entstehen häufig durch übermäßige Hitzeeinwirkung von heißen Flüssigkeiten, offener Flamme, Reibung oder Sonneneinstrahlung.

Grad 1. Rötung und geringe Hautschwellungen; nur die Oberhaut ist betroffen; heilt immer problemlos ab.

Grad 2. zusätzlich kommt es zu Blasenbildung und Schmerzen; neben der Oberhaut ist auch die Lederhaut betroffen. Bei starker Ausprägung ist eine Narbenbildung möglich. Bei schweren Fällen und großer Ausdehnung ist fachärztliche Behandlung erforderlich.

Grad 3. Verkohlung ohne Schmerzen, da die Nerven zerstört sind. Hier ist eine sofortige fachärztliche Behandlung zwingend notwendig! Keine Selbstbehandlung!

WICHTIG

Liebe Eltern!

- Brandverletzungen sind die häufigsten Verletzungen von Kindern bis zum 5. Lebensjahr. Bereits 50 °C heißes Wasser, kann zu Verbrühungen führen!
- Die Verbrennung sollte sofort mit kühlem Leitungswasser für etwa 10 Minuten gekühlt werden, um den Schmerz zu lindern und eine Ausbreitung zu verhindern.
- Bei Verbrennungen 3. Grades und ausgedehnten Blasen bei Verbrennungen 2. Grades suchen Sie sofort fachärztliche Hilfe auf!

Psychosomatische Deutung

Betroffen ist die Haut als Grenze und als das Organ für Zärtlichkeit. Feuer als männliche Energie bedroht von außen. Der Körper löscht die Brandstelle mit Wasser (Brandblase). »Wer mit dem Feuer spielt« und die Gefahr unterschätzt, ist »ein gebranntes Kind« oder »hat sich die Finger verbrannt«. Lösung wäre: das eigene »innere Feuer« entdecken und verwirklichen, für was man »innerlich brennt«.

Homöopathische Mittel bei Verbrennung 1. Grades (Rötung)

▬ Rot, heiß, stechend, brennend; Schwellung; Kälte bessert.	Apis C30, 1 Gabe
▬ Rot; Wärme lindert.	Belladonna C30, 1 Gabe
▬ Rot; Kälte lindert; bei Schock.	Aconitum napellus C30, 1 Gabe

Homöopathische Mittel bei Verbrennung 2. Grades (Blasen)

▬ Verbrennungen und Folgen von Verbrennung mit Blasen.	Cantharis C30, 1 Gabe
▬ Juckende Bläschen; Durst auf Kaltes; Kühle lindert.	Rhus toxicodendron C30, 1 Gabe
▬ Brennende Bläschen; Wärme lindert; brennender Durst.	Arsenicum C30, 1 Gabe

Verletzung

Bedenken Sie: Verletzungen können sowohl sichtbar als auch innerlich und damit zunächst unsichtbar sein, wie z.B. innere Blutungen, Quetschungen, Stauchungen und Zerrungen. Bei nicht sichtbaren Verletzungen können Sie die entsprechende homöopathische Arznei verabreichen, bevor dann eine Untersuchung durch einen Fachmann erfolgt. Das gilt auch für größere Verletzungen. Einfache Verletzungen sind aber durchaus für die Selbstbehandlung geeignet.

Nur einfache Verletzungen sind für die Selbstbehandlung geeignet. Größere Verletzungen sollten immer einem Fachmann vorgestellt werden – nachdem die homöopathische Arznei gegeben wurde.

Homöopathische Mittel bei Verletzungen

▪ Zur Wundheilung, bei Unfall, Verletzung, Schock, Quetschung, Prellung, blaue Flecke, Bluterguss, stumpfe Verletzung, Knochenbruch, Blutung.	Arnica C30, 1 Gabe
▪ Verletzung von reichlich Nervenfasern wie Schnittverletzungen, gequetschte Finger.	Hypericum C30, 1 Gabe
▪ Gehirnerschütterung.	Arnica C30, 1 Gabe
▪ Verrenkung und Verstauchung.	Zuerst: Arnica C30, 1 Gabe Später: Rhus toxicodendron C30, 1 Gabe
▪ Muskelkater nach Sport oder ungewohnter Belastung.	Arnica C30, 1 Gabe

Homöopathische Mittel im Rahmen von Operationen, Untersuchungen

▪ Vor jeder Operation.	Arnica C30, 1 Gabe
▪ Operationsfolgen, Schmerzen oder Blutung.	Arnica C30, 1 Gabe
▪ Schnittverletzung zur besseren Narbenheilung.	Staphisagria D12, 1 Gabe, 2-mal täglich
▪ Schmerzen der Harnröhre und Probleme nach Katheterisierung.	Staphisagria C30, 1 Gabe
▪ Schmerzen und Blut in der Harnröhre nach Katheterisierung.	Arnica C30, 1 Gabe
▪ Probleme nach Rückenmarksbetäubung, Lumbalpunktion.	Rhus toxicodendron C30, 1 Gabe

HAUSMITTEL

Weitere unterstützende Maßnahmen

Homöopathische Komplexmittel.

- Traumeel® Tropfen (homöopathisches Komplexmittel): 10–20 Tropfen, 3–4-mal täglich, oder:
- Traumeel® S Tabletten (homöopathisches Komplexmittel): 3-mal täglich 1 Tablette
- Traumeel® S Creme (homöopathisches Komplexmittel): 1–3-mal täglich auf die betroffenen Stellen dünn auftragen. Keine Altersbeschränkung.
- Calendula Wundsalbe (homöopathische Salbe): 3–5-mal täglich auftragen.

- Enzympräparat als magensaftresistente Filmtabletten (z. B. Phlogenzym®): Kinder bekommen 3-mal täglich 1 Tablette, Erwachsene 3-mal täglich 2 Stück. Bei starker Verletzung auch 2–4 Tabletten 3-mal am Tag. Die tägliche Maximaldosis sind 12 Tabletten bis zum Verschwinden der Symptome. Nebenwirkungen sind manchmal Völlegefühl und Blähungen mit unangenehmem Geruch.

Vergiftungen

Lebensmittelvergiftungen sind Erkrankungen, die sich selbst beenden. Durch das Erbrechen und den Durchfall werden die giftigen Substanzen aus dem Körper ausgeschieden. Daran ist unser Körper seit Tausenden von Jahren gewöhnt. Anders ist es mit künstlichen Giften, wie z.B. Alkohol, Drogen, Säuren, Laugen, Medikamente.

Homöopathische Mittel zur ersten Hilfe bei Vergiftungen

▪ Lebensmittelvergiftung nach Eis, Fleisch, mit Übelkeit und Brechdurchfall, fühlt sich dabei todelend; ernster Zustand mit starkem Kräfteverfall; Durchfall und Erbrechen gleichzeitig.	Arsenicum album C30, 1 Gabe
▪ Bei unbekanntem Gift mit Erbrechen; unruhig, ängstlich, totenblass, entkräftet.	Arsenicum album C30, 1 Gabe
▪ Blass, blaue Lippen; Luftnot.	Carbo vegetabilis C30, 1 Gabe
▪ Bei Vergiftungen mit Medikamenten, Beruhigungsmitteln, Alkohol etc.	Nux vomica C30, 1 Gabe

Was tun bei Vergiftungen?

Gift kann über die Haut, die Atemwege oder die Aufnahme durch den Mund in den Körper gelangen. Der folgende Abschnitt erläutert das Vorgehen bei Aufnahme verschiedener Gifte über die Verdauungsorgane. Bei den aufgeführten Giften handelt es sich um Substanzen, die theoretisch in jedem Haushalt zu finden sind, aber insbesondere für kleine Kinder unter Umständen eine erhebliche Gefahr darstellen können.

Allgemeine Maßnahmen

- Kein Erbrechen auslösen! Die Komplikationsraten sind zu hoch. Alle weiteren Maßnahmen sind dem Rettungsdienst vorbehalten.
- Insbesondere niemals Erbrechen auslösen bei:
  - Bewusstlosigkeit.
  - Reinigungs- und Spülmitteln.
  - Ätzenden Substanzen.
  - Lampenöl.
- Keine Milch zur Verdünnung verabreichen! Sie sorgt für eine unerwünschte Aufnahme der fettlöslichen Gifte in den Körper.

Spülmittelvergiftung

Kleinkinder werden von bunten Flaschen angezogen. Sie kommen oft an Spülmittel. Die Vergiftung ist meist harmlos, da die Kinder aufgrund des Geschmacks nicht so viel nehmen und die Substanzen keinen großen Schaden anrichten können. Der Magen ist aufgrund seiner Ausstattung mit dem Gehalt an Salzsäure relativ robust und geschützt. Nicht erbrechen lassen und nichts nachtrinken lassen, es erhöht nur die Schaumbildung, die dann in die Lunge geraten kann und dort Probleme verursachen kann. Spülmittelreste für eventuelle Analysen aufheben.

Maßnahmen:
- Kind sofort auf den Arm nehmen und beruhigen, nicht schimpfen.
- Kein Erbrechen herbeiführen.
- Kein Wasser zum Nachtrinken, sondern sofort aus der Hausapotheke:
- Einen sogenannten »Entschäumer« (z. B. sab simplex® Suspension) geben. Am besten eine halbe Flasche, denn es besteht kein Risiko einer Überdosierung.
- Notdienst alarmieren!

Giftpflanzen

Giftpflanzen erfordern eine sofortige Information aus der Giftzentrale, um die Gefahr abschätzen zu können. Pflanzenreste immer sichern und in die Klinik mitnehmen.

Maßnahmen:
- Medizinische Kohle geben, ca. 1 Gramm für jedes Kilogramm Körpergewicht.
- Kohletabletten (z. B. Kohle-Compretten®): Bei Vergiftung etwa 3–4

Tabletten pro Kilogramm Körpergewicht im Mörser zerstoßen und mit Wasser zu trinken geben.
- Einfacher ist es, das fertige Pulver zu nehmen:
- Kohle-Pulvis Pulver: In einer Dose sind 10 g. Die Dose wird mit Wasser gefüllt, gut verschlossen und dann geschüttelt. Da die Kinder die schwarze Brühe nicht gern trinken, sollte man, wenn möglich, mit Cola mischen.

Möglichst wenig Panik verbreiten, das Kind ist aufgeregt genug.
- Notdienst alarmieren!

Tabakvergiftung

Gefährlich ist bereits $\frac{1}{3}$ einer Zigarette für ein 1-jähriges Kind. Eine Zigarette ist auch bei größeren Kindern ein Notfall. Gerauchte Kippen aus dem Aschenbecher enthalten wesentlich mehr Gift!

Maßnahmen:
- Erbrechen herbeiführen und Kohle geben.
- Notdienst alarmieren!

Medikamentenvergiftung
- Kohle-Pulvis Pulver (siehe oben).
- Notdienst alarmieren!

Säuren oder Laugen
- Nachtrinken lassen, aber auf keinen Fall Erbrechen auslösen!

WICHTIG

Liebe Eltern!
- Bei allen anderen Vergiftungen sofort Notarzt oder Vergiftungszentrale anrufen. Die Telefonnummer sollte immer griffbereit sein. Adressen im Anhang siehe S. 188.
- Vorbeugung ist das Wichtigste! Spülmittel, Laugen und Säuren müssen sicher aufbewahrt werden. Zigaretten gehören in keinen Haushalt mit kleinen Kindern. Keine Giftpflanzen im Garten haben.

Operation

Homöopathische Medikamente sollen bei Operationen helfen, die Nebenwirkungen der Narkosemittel zu vermindern und die Heilung zu beschleunigen.

Sie brauchen keine Angst davor zu haben, die Kügelchen einzunehmen, selbst wenn man Ihnen gesagt hat, dass Sie nüchtern bleiben müssen und nichts essen dürfen. Es geht den Narkoseärzten nur um einen leeren Magen. Die Zuckerkügelchen haben keinen Einfluss auf die Narkose, da sie den Magen nicht belasten und über die Mundschleimhaut aufgenommen werden.

Homöopathische Mittel vor und nach Operationen	
■ Am Morgen vor jeder Operation.	Arnica C30, 1 Gabe
■ Nach Operationen an Nervenfasern oder nervenreichem Gewebe.	Hypericum C30, 1 Gabe
■ Nach der Operation zur Neutralisierung der Narkosemittel. (Bitten Sie Ihre Angehörigen, das für Sie zu tun, wenn Sie selbst noch zu schläfrig sind.)	Nux vomica C30, 1 Gabe
■ Zur besseren Narbenheilung des Operationsschnittes.	Staphisagria D12, 1 Gabe, 2-mal täglich
■ Schmerzen nach Operation; unleidlich, gereizt.	Chamomilla C30, 1 Gabe, ggf. wiederholen
■ Übelkeit und Erbrechen nach Operation.	Nux vomica C30, 1 Gabe
■ Operationsfolgen, Schmerzen oder Blutung.	Arnica C30, 1 Gabe, ggf. wiederholen
■ Schmerzen der Harnröhre und Probleme nach Katheterisierung.	Staphisagria C30, 1 Gabe
■ Schmerzen und Blut in der Harnröhre nach Katheterisierung.	Arnica C30, 1 Gabe
■ Probleme nach Rückenmarksbetäubung, Lumbalpunktion.	Rhus toxicodendron C30, 1 Gabe

Kinderkrankheiten

**Kinderkrankheiten sind regelhaft ablaufende Erkrankungen, die norma-
lerweise eine lebenslange Immunität hinterlassen. Sie sind einer homöopathischen Behandlung gut zugänglich. Wir neigen in unserer Zeit dazu, die
Kinderkrankheiten nicht mehr als Reifechance zur Entwicklung der Kinder
zu sehen. Vielmehr sehen wir in ihnen etwas Gefährliches, was ausgerottet
werden sollte.**

Durch die Auseinandersetzung des kindlichen Körpers mit den Kinderkrankheiten kommt es immer zu einer Kräftigung des Organismus. Ebenfalls zu einer Weiterentwicklung mit positiven Veränderungen sowie zu einer verbesserten Abwehrlage. Oft treten Komplikationen bei Kinderkrankheiten erst durch unnötige Behandlungen auf, wie z. B. die Gabe von Antibiotika bei viralen Erkrankungen. Auch durch unnötige, künstliche Fiebersenkung bei Krankheiten, bei denen das Fieber helfen würde, die Krankheit besser zu überstehen.

Psychosomatische Deutung

Kinderkrankheiten gehen oft mit Hauterscheinungen einher. Haut bedeutet Grenze, Kontakt und Zärtlichkeit. Die eigene Grenze wird von innen her infrage gestellt und durchbrochen. Kinder wollen in Ruhe gelassen werden und im Dunkeln bleiben. Kinderkrankheiten sind Infektionskrankheiten, also Kampf und Konflikte, in denen die Kinder zu Reifungs- oder Entwicklungsprozessen herausgefordert werden. Neuanfänge sind immer Krisen. Wir sollten den Kindern helfen, die eigenen Grenzen infrage zu stellen, kontaktfreudig zu sein und einen mutigen Schritt ins Neuland zu machen.

WICHTIG

Liebe Eltern!

- Kinderkrankheiten erfordern Bettruhe, Zuwendung und ausreichende Nacherholungszeit für die Kinder. Erst dann gehen die Kinder wieder in ihren Alltag mit Kindergarten und Schule.
- Wenn kleine Kinder im Haushalt sind, ist es sinnvoll, die homöopathische Hausapotheke durch Cuprum metallicum C30, Spongia D4 und Sulfur C30 zu ergänzen!

Homöopathische Mittel zur Vorbeugung und Ausleitung

▪ Zur Vorbeugung von Kinderkrankheiten, wenn es in der Umgebung (Kindergarten oder Schule) zum Ausbruch kommt.	Belladonna C30, 1 Gabe
▪ Bei Ausschlag nach Ende der Erkrankung zur Ausleitung.	Sulfur C30, 1 Gabe

Scharlach

Scharlach ist eine bakterielle Erkrankung durch beta-hämolysierende Streptokokken der Gruppe A. Die Übertragung erfolgt durch eine Tröpfcheninfektion (das heißt durch Sprechen, Niesen, Husten etc.) oder direkten Kontakt.

Scharlach hat keine Vorphase mit der er sich ankündigt, im Vergleich zu den meisten anderen Kinderkrankheiten. Hauptsächlich erkranken Kinder zwischen dem 2. und 10. Lebensjahr.

Die Inkubationszeit beträgt 2–4 Tage. Die Kinder bekommen für 2–4 Tage hohes Fieber von 39–40 °C. Sie sind sehr krank, haben oft Erbrechen und Schüttelfrost. Die Zunge hat einen dicken weißen Belag. Weiterhin sind zu beobachten: eine flammende Röte des ganzen Rachens, Lymphknotenschwellung, rote Wangen und ein blasses »Munddreieck« (das heißt, zwischen Unterlippe und Kinn bleibt eine blasse dreieckige Stelle ausgespart, die nicht befallen wird). Die Flecken sind etwa knopfgroß, hochrot und erhaben. Die Ausbreitung beginnt in der Leistenbeuge und geht über die Oberschenkel bis zum Hals. Das Gesicht ist trocken, nach 3 Tagen bildet sich die »Himbeerzunge« aus, das heißt, man sieht deutlich die Papillen der Zunge. Nach 8 Tagen blasst die Rötung ab, die Halsentzündung bessert sich, ebenfalls das Allgemeinbefinden. Nach weiteren 8 Tagen schuppt sich die Haut.

Scharlach war früher eine Kinderkrankheit, die eine lebenslange Immunität hinterließ. Durch die automatische, frühzeiti-

WICHTIG

Liebe Eltern!

▪ Die Kinder brauchen 3 Wochen Schonung. Erkrankte sollten 1 Woche isoliert werden. Ärztliche Kontrolle nach 6 Wochen.

▪ Sollte es im Verlauf der Erkrankung zu Juckreiz der Haut kommen, schneiden Sie die Fingernägel der Kinder kurz, um eine Superinfektion(das heißt eine weitere Infektion mit anderen Erregern) durch das Kratzen zu verhindern.

ge Antibiotikabehandlung kann sich aber keine Immunität ausbilden und die Kinder bekommen mehrmals hintereinander Scharlach. Meine Erfahrung ist, dass bei frühzeitiger homöopathischer Behandlung die Erkrankung entweder nicht ausbricht oder einen so milden Verlauf nimmt, dass Antibiotika selten notwendig sind.

Derzeit wird die verzögerte Antibiotikatherapie diskutiert, damit sich eine Immunität entwickelt. Es entstehen auch keine Nachteile gegenüber der sofortigen Gabe bezüglich der Folgeerkrankungen, wie z. B. das rheumatische Fieber.

Psychosomatische Deutung

Scharlach befällt die Haut und die inneren Organe. Die Kinder können nicht schlucken. Das Gefühl ist, »genug geschluckt zu haben«, es ist »zum Erbrechen«. Dabei spielt sich ein gefährlicher Abwehrkampf ab, der bis zu einem Befall des Herzens und der Nieren gehen kann. Eine Lösung könnte sein: den aggressiven Kampf auf der geistigen Ebene führen, das Hereinlassen neuer Impulse unterstützen und offen dem neuen Lebensabschnitt begegnen.

Hinweise zur Homöopathie

Scharlach spricht wunderbar auf Belladonna C30 an. Man kann es schon im Vorfeld geben, wenn z. B. im Kindergarten Scharlach ausbricht. Auch bei einem Ausbruch wird dann Belladonna gegeben. Sollten daraufhin (es kommt nicht oft vor) noch nach 3 Tagen deutliche Krankheitszeichen mit Fieber bestehen, sollte über 10 Tage Penicillin gegeben werden. Ich habe schon lange nicht mehr erlebt, dass Scharlach nicht auf Belladonna angesprochen hat und ich ein Antibiotikum geben musste.

Homöopathische Mittel vor und während einer Scharlacherkrankung

Wichtigstes Mittel, gleich eine Gabe vorbeugend geben, wenn in der Umgebung (Kindergarten, Schule) Scharlach ausgebrochen ist.	Belladonna C30, 1 Gabe
Mittel zur Behandlung; heiß; ohne Durst; geschwollenes Gesicht; glatte, trockene Zunge; schrilles Aufschreien.	Apis C30, 1 Gabe
Himbeerzunge; viel Schweiß.	Belladonna C30, 1 Gabe
Blauroter Ausschlag; septischer Verlauf; viel Durst.	Lachesis C30, 1 Gabe
Bei Juckreiz.	Rhus toxicodendron C30, 1 Gabe

Masern

Das Masernvirus wird durch Tröpfcheninfektion (das heißt durch Sprechen, Niesen, Husten etc.) übertragen. Die Krankheit verläuft typischerweise in 2 Phasen. Zunächst ein leichter Schnupfen mit geringer Temperaturerhöhung, dann erscheinen Flecken an der Wangeninnenseite. Nach 3–4 Tagen kommt es zu hohem Fieber bis 40 °C mit einem fleckigen Ausschlag. Die Flecken haben eine Größe von 2–5 mm (sie verschwinden auf Druck mit Glasspatel). Der Ausschlag beginnt hinter den Ohren, dann folgt das Gesicht, schließlich verteilt er sich über den ganzen Körper, auch um den Mund. Später fließt der Ausschlag zusammen. Kinder haben ein gedunsenes, rotfleckiges Gesicht. Ebenfalls einen tief verschleimten, bellenden Husten. Die Kinder sind lichtscheu. Der Höhepunkt der Erkrankung ist nach 2 Tagen erreicht. Nach 5 Tagen kommt es zum Fieberabfall und zu einer deutlichen Besserung des Allgemeinbefindens. Die Rötung blasst in der gleichen Reihenfolge wieder ab, wie sie entstanden ist.

Die Kinder sind sehr ruhebedürftig und wollen möglichst im abgedämpften Licht sein. Sie sollten von Geräuschen (z. B. Musik) ferngehalten werden. Nach dem Fieber brauchen die Kinder noch 1 Woche Genesungszeit.

Psychosomatische Deutung

Masern spielen sich hauptsächlich auf der Haut ab. Aber auch an den Augen – der Durchblick fehlt, die Kinder wollen im Dunkeln sein. Durch den Hautausschlag ist die Zärtlichkeit erschwert. Das schafft Distanz. Die eigenen Grenzen werden beim

---

WICHTIG

Liebe Eltern!

- Ansteckend ist die Krankheit vom 1. Tag des Schnupfens an bis zum 4. Tag des Ausschlags. Die Inkubationszeit beträgt 9–12 Tage bis zum Ausschlag.
- Komplikationen bei Masern sind: Lungenentzündung, Mittelohrentzündung, Sinusitis und Hirnhautentzündung, Letztere kann problematisch sein. Immer, wenn mit nachlassendem Ausschlag erneut Fieber auftritt, ist unbedingt Kinderarzt oder Hausarzt zurate zu ziehen! Insbesondere am 5. Tag des Ausschlags sollten die Ohren kontrolliert werden. In der Regel ist der Verlauf komplikationslos. Wenn jedoch andere Krankheiten gleichzeitig vorliegen, die Kinder schon vor Ausbruch der Masern geschwächt waren und wenn der Allgemeinzustand reduziert ist, sind Komplikationen häufiger.

Durchbruch der Erkrankung schmerzhaft erneuert. Die geistige Ebene soll etwas Neues von innen durchbrechen lassen, einen Entwicklungsschritt machen. Gerade nach Masern beobachten wir häufig eine besonders gute Weiterentwicklung.

Homöopathische Mittel vor und während einer Masernerkrankung

■ Vorbeugend bei Infektion oder wenn Erkrankte in der Umgebung; während des Ausschlags benommen; Himbeerzunge. Bei anhaltendem Krankheitsgefühl kann man es 1-mal am Tag geben.	Belladonna C30, 1 Gabe
■ Bei plötzlich trockenem Fieber und viel Durst.	Aconitum napellus C 30, 1 Gabe
■ Bei Beginn des Ausschlags und geschwollener Haut; wenn kein Durst, 1 Gabe (muss nur selten wiederholt werden).	Apis C30, 1 Gabe
■ Bei Juckreiz, Ausschlag wird gefördert, wenn er nicht richtig herauskommt, 1 Gabe. Am Ende der Erkrankung auf jeden Fall 1 Gabe zur Ausleitung nehmen.	Sulfur C30, 1 Gabe

Windpocken

Windpocken sind eine Viruserkrankung aus der Herpesvirus-Gruppe. Sie sind eine eher harmlose Kinderkrankheit. Nur bei Säuglingen kann es eventuell zu einem schweren Verlauf kommen. Die Pocken sind unregelmäßig verstreut. Da die Krankheit in Schüben verläuft, finden sich verschiedene Reifestadien nebeneinander. Die roten, linsengroßen Flecken wandeln sich zu Bläschen, die dann verkrusten. Nachdem die Kruste abgefallen ist, heilt die Haut. Fieber tritt kaum auf, jedoch Juckreiz, der unterschiedlich unangenehm sein kann. Bettruhe ist nur bei Fieber nötig. Herpes Zoster der Erwachsenen (Gürtelrose) ist eine Zweiterkrankung nach durchgemachter Windpockeninfektion als Kind. Gürtelrose kann zur Ansteckung von Kindern mit Windpocken führen.

Psychosomatische Deutung

Windpocken spielen sich praktisch nur auf der Haut ab. Der Ausschlag juckt stark. Die Ausscheidung von innen erfolgt in Form von Bläschen, die sich zu Borken wandeln und dann abfallen. Der Durch-

WICHTIG

Liebe Eltern!

- Windpocken sind bereits 2 Tage vor dem Ausschlag ansteckend und bis zum Abfallen der Krusten. Die Inkubationszeit beträgt 9–21 Tage. Isolieren sollte man die Kinder so lange, bis die Krusten abgefallen sind.

- Fingernägel der Kinder kurz schneiden, damit die Kinder die Bläschen nicht aufkratzen können, da sonst eine Superinfektion (das heißt eine weitere Infektion mit anderen Erregern) und eventuell Narben auftreten können.

- Keine Salben verwenden.

bruch von Neuem findet schubweise statt. Die Lösung ist: den Kindern helfen, sich von neuen Impulsen »jucken zu lassen« und »über die Grenze hinauszugehen«.

Homöopathische Mittel bei einer Windpockenerkrankung

- Bläschen mit Brennen und Jucken; roter Ausschlag; nachts schlimmer; Bewegung bessert.	Rhus tox C30 täglich, 1 Gabe
- Unerträgliches Brennen der Bläschen; wundes Gefühl.	Cantharis C 30, 1 Gabe
- Bei unerträglichem Juckreiz; bei verzögerter Heilung und als Schlussbehandlung zur Ausleitung.	Sulfur C30, 1 Gabe
- Nächtliche Brennschmerzen, lange anhaltend.	Arsenicum album C 30, 1 Gabe

HAUSMITTEL

Weitere unterstützende Maßnahmen

- Juckreizlinderung.
- Kamillenbäder.
- Essigwasserabreibung: Weinessig mit Wasser im Verhältnis 1:1 verdünnen und die juckenden Stellen vorsichtig betupfen.
- Kartoffelauflage: rohe Kartoffeln reiben und auf ein Leinentuch streichen und ca. 1 Stunde auf die betroffene Haut auflegen.
- Kühle, feuchte Kompressen.
- Juckreizstillendes Puder (z. B. Ingelan Puder®): mehrmals täglich anwenden.
- Zinkpaste mit Lokalanästhetikum (z. B. Anaesthesulf P Lotio®) auftragen.

Röteln

Röteln verursachen regelmäßige, blassrote Flecken. Sie verteilen sich über den Körper, bevorzugt am Stamm (Bauch, Rücken und Brust). Es kommt zu einer Lymphknotenschwellung im Nackenbereich. Die Krankheitszeichen sind eher leicht. Die Verbreitung erfolgt durch Tröpfcheninfektion. Die Erkrankung ist häufig und verläuft oft ohne ein deutliches Krankheitsgefühl.

Psychosomatische Deutung

Röteln spielen sich auf der Haut ab, der Grenzfläche vom Ich. Hier will etwas Neues im Leben des Kindes durchbrechen. Eltern sollten die Kinder unterstützen, sich für neue Schritte im Leben bereit zu machen. Schritte, die Mädchen Schutz vor Problemen in der Schwangerschaft geben.

WICHTIG

Liebe Eltern!

- Eine Ansteckungsgefahr besteht von etwa 8 Tagen vor bis 10 Tage nach dem Hautausschlag. Die Inkubationszeit beträgt 2–3 Wochen.
- Bei Frauen im gebärfähigen Alter sollte, wenn sie nicht eindeutig Röteln durchgemacht haben, im Blut ein Antikörpertiter bestimmt werden. Bei nicht ausreichender Immunität ist eine Impfung sinnvoll, um Komplikationen bei einer Ansteckung während einer Schwangerschaft zu verhindern.

Homöopathische Mittel vor, während und nach einer Rötelnerkrankung

▪ Vorbeugend, wenn Erkrankte in der Umgebung.	Aconitum napellus C30, 1 Gabe
▪ Trockenes Fieber; plötzlich, hellroter Ausschlag.	Aconitum napellus C30, 1 Gabe
▪ Nach der Erkrankung, zur Ausleitung.	Sulfur C30, 1 Gabe

Keuchhusten

Keuchhusten ist eine bakterielle Infektionskrankheit der Kinder. Die Übertragung erfolgt durch Tröpfchen (das heißt durch Sprechen, Niesen, Husten etc.) in bis zu 4 Meter Entfernung. Die Erkrankung dauert 6 Wochen. Sie ist von Beginn an sehr ansteckend und dann noch etwa weitere 4 Wochen lang. Der Schulbesuch ist nach etwa 4 Wochen wieder möglich. Die Inkubationszeit beträgt 7–14 Tage. Das erste Stadium ist ein eher uncharakteristischer Husten mit leichter Temperaturerhöhung für etwa 14 Tage. Dann folgt die Krampfphase: Die Kinder husten kräftig, laute Stöße (Stakkato), daraufhin bleibt die Luft durch einen Krampf in der Luftröhre weg. Dann holt das Kind tief ziehend, keuchend Luft. Anschließend kommt es zum Erbrechen von zähflüssigem Schleim und Nahrung. Der Anfall dauert ca. 30 Sekunden, gefolgt von einer Pause von etwa 30 Minuten. Nach 14 Tagen lassen die Hustenanfälle nach. Hustenhemmende Medikamente sind wirkungslos.

WICHTIG

Liebe Eltern!

▪ Keuchhusten ist sehr ansteckend. Besonders Säuglinge unter 3 Monaten sind sehr gefährdet. Denn bei dieser Erkrankung besteht kein Nestschutz durch mütterliche Immunität. Die Säuglinge sind noch zu schwach, um den Schleim abzuhusten. Säuglinge sollten daher antibiotisch behandelt werden.

▪ Während eines Hustenanfalls sollte das Kind unbedingt beruhigt werden, damit es nicht in Panik gerät.

▪ Komplikationen sind Lungenentzündung und Mittelohrentzündung.

169

Psychosomatische Deutung

Keuchhusten ist ein vorwiegend nachts auftretender, trockener und nicht löslicher Husten. Mit mehreren erschöpfenden, bellenden Hustenanfällen bis zur Atemnot. Es ist eine sehr aggressive Erkrankung. Die Eltern sollten Aggression als lebenswichtiges Prinzip erkennen und ihr aktiv zum Durchbruch verhelfen. Behinderung der Aggressionsentwicklung kann lebensgefährlich werden, wie man an dieser Erkrankung sehen kann. Durchsetzung und Selbstbehauptung sollten zum Durchbruch verholfen werden.

Homöopathische Mittel bei Keuchhusten

Plötzliche Atemnot.	Aconitum napellus C30, 1 Gabe
Trockener, bellender Husten; verlangt Wärme; abends und nachts, auch zur Vorbeugung.	Belladonna C30, 1 Gabe
Trocken, nachts, giemend (die Atmung ist erschwert, wie durch einen Schwamm, ähnlich einem Juchzen, aber bedrohlicher); schlimmer beim Hinlegen.	Spongia D4, 1 Gabe, 3-mal täglich
Krampfartig, Würgehusten; sehr erschöpft; Gesicht wird blau.	Cuprum C30, 1 Gabe in einem Glas Wasser schluckweise trinken lassen

HAUSMITTEL

Weitere unterstützende Maßnahmen

- Isolierung von Säuglingen.
- Freiluftaufenthalt und Sauerstoffzufuhr.
- Ausreichende Flüssigkeitszufuhr (siehe Bronchitis).
- Inhalationen.
- Für kühle und feuchte Raumluft sorgen, entweder durch Luftbefeuchter oder im Zimmer aufgehängte feuchte Handtücher.
- Atemtherapie (Verordnung durch Hausarzt), abklopfen.
- Klimakammer (Verordnung durch Hausarzt).
- Klimawechsel ins Hochgebirge ist hilfreich sowie Rundflüge mit Flugzeugen und Gondelfahrten im Alpenraum, wenn sich die Möglichkeit dazu ergibt.

Akute Kehlkopfentzündung/Pseudokrupp

Die Krankheit ist relativ häufig. Sie tritt bei Kindern von 6 Monaten bis zu 3 Jahren auf. Sie tritt gehäuft bei Wetterumschwung und Schadstoffbelastungen in der Luft auf, hauptsächlich zwischen 23 Uhr und 1 Uhr und im November. Pseudokrupp beginnt zunächst mit bellendem Husten, mit Heiserkeit und pfeifendem Einatmen. In der zweiten Phase kommt ein juchzendes Geräusch dazu sowie eine Hauteinziehung unterhalb des Kehlkopfes – als Zeichen des Luftmangels.

Fast alle Eltern berichten, dass die homöopathische Behandlung ausreichend und schnell ist und keine weiteren Maßnahmen nötig waren.

WICHTIG

Liebe Eltern!

- Die 3. Phase sollte unbedingt, sofern sie auftritt, ärztlich behandelt werden. Sie ist gekennzeichnet durch zusätzliche Atemnot in Verbindung mit einer Einziehung der Rippen.
- In der 4. Phase wird zwar das Pfeifen besser, aber es kommt zu einem Blauwerden der Haut und zu einer Pulsbeschleunigung auf mehr als 150 Schläge pro Minute. Die Normalwerte zum Vergleich: Kinder bis 2 Jahre haben einen Puls von 120 Schlägen pro Minute, 4-jährige Kinder ungefähr 100 Schläge pro Minute, 10-Jährige etwa 90 Schläge pro Minute und Erwachsene 60–80 Schläge pro Minute.
- Im akuten Anfall:
  - 1. Ruhe bewahren, deshalb geben wir sofort dem Kind und allen beteiligten Eltern und sonstigen Personen in der Nähe 1 Gabe Aconitum napellus C30. Das Kind bekommt keine Luft und hat Angst.
  - 2. Fenster öffnen, Kind auf den Arm nehmen, beruhigen und streicheln.
  - 3. Feuchte Tücher um das Bett herum aufhängen, eventuell einen Topf mit heißem Wasser aufstellen oder die Dusche aufdrehen und heißen Dampf im Zimmer verströmen lassen.
  - 4. Danach bekommt das Kind alle 2 Minuten 5 Globuli von Spongia D4.
- Wenn nach 15 Minuten keine Besserung eintritt, benachrichtigen Sie den Arzt oder fahren Sie in die Klinik. Dort bekommt das Kind ein Kortisonzäpfchen.
- Ein Pseudokruppanfall ist in den meisten Fällen ein einmaliges Ereignis. Das Kind sollte jedoch in der nächsten Nacht im Auge behalten werden.

Psychosomatische Deutung

Die Krankheit betrifft den Kehlkopf (Stimme, Ausdruck) und den Hals – dem Ort von Einverleibung, Verbindung und Kommunikation. Die Schleimhaut des Kehlkopfes schwillt an, besonders bei vermehrter Umweltbelastung. Es geht dabei »um Kopf und Kragen«. Der Konflikt ist lebensbedrohlich, da eine Erstickung droht. »Nicht mehr schreien können« vor Heiserkeit und Schwellung. Eltern sollten den Kindern helfen, sich offensiv auseinanderzusetzen, indem sie lernen, die eigene Meinung auszudrücken und durchzusetzen. Sich die Aggression »vom Hals zu schaffen«, indem man sie verbal herauslässt.

Homöopathische Mittel bei Krupphusten	
▪ Krupphusten mit plötzlicher Atemnot, trocken: sofort 1 Gabe; zusätzlich zur Beruhigung für die Eltern.	Aconitum napellus C30, 1 Gabe
▪ Danach trockener Husten, bellend, giemend; vor Mitternacht; hohl.	Spongia D4, 1 Gabe alle 5 Minuten

Kinderschlaf

Bis zu 50 % der Vorschul- und Schulkinder haben phasenweise Ein- oder Durchschlafprobleme. Schlafstörungen bei Kindern entstehen entweder durch Ängste, insbesondere vor Dunkelheit und Geistern, andererseits durch falsches Bettgehritual. Fast alle Kinder haben Angst vor Dunkelheit. Wenn Kinder beim Schlafen nach Licht verlangen, sollte man unbedingt diesen Wunsch respektieren. Entweder die Türe einen Spalt offen lassen oder ein kleines Licht im Schlafzimmer installieren, entweder in der Steckdose oder eine Salzkristalllampe, die nicht nur ein schönes, gedämpftes Licht macht, sondern auch ein gutes Raumklima schafft.

Psychosomatische Deutung

Schlafstörungen entstehen bei Angst vor Kontrollverlust und mangelndem Vertrauen. Durch zu viel Lebensenergie im Kopf findet der Körper keine Ruhe. Eltern sollten bewusst den Tag rituell mit den Kindern abschließen und den Schlaf ernst nehmen.

Homöopathische Mittel bei Schlafstörungen von Kindern

■ Bei Angst vor Tieren; Verlangen nach Licht; Aufschrecken; Kopfrollen; Zähneknirschen; sieht Gespenster.	Belladonna C30 akut, 1 Gabe, ggf. täglich über einige Tage
■ Schlafstörungen bei ängstlichen Kindern.	Chamomilla C30, 1 Gabe, ggf. täglich über einige Tage
■ Will nicht einschlafen trotz Müdigkeit; verdrießlich; nervt, nichts ist recht.	Chamomilla C30, 1 Gabe
■ Schwieriges Einschlafen durch Angst (z. B. vor Einbrechern); durch innere Unruhe; durch Gedankenandrang mit starkem Schwitzen.	Arsenicum album C30, 1 Gabe
■ Erwacht mit Todesangst; bedrohlich; tiefes Erschrecken und Angst vor dem Tod.	Aconitum napellus C30, 1 Gabe
■ Schwieriges Einschlafen durch Gedanken an Kindergarten oder Schule, durch Aufregung; nach geistiger Anstrengung.	Nux vomica C30, 1 Gabe
■ Erwachen jede Stunde, wie durch Schreck; durch Träume; mit Schmerzen; durch Hitze, Enttäuschung und/oder Tadel.	Staphisagria C30, 1 Gabe
■ Kinderträume von Schlangen, immer wiederkehrend.	Lachesis C30, 1 Gabe

HAUSMITTEL

Weitere unterstützende Maßnahmen

■ Kinder sollten immer zu ganz festen Zeiten zu Bett gehen.

■ Das Schlafritual sollte immer gleich sein, z. B.: Ausziehen, Zähneputzen, Vorlesen (jedoch nichts Aufregendes), Beten.

■ Kein Fernsehen kurz vor dem Schlafengehen, weil viele Kinder das Gesehene in Alpträumen verarbeiten.

■ Treten Alpträume auf, Kinder trösten und beruhigen. Bei Angstträumen, wenn die Kinder schreien, aber nicht orientiert sind, nicht wecken, sondern nur beruhigen.

Bauchkrämpfe/Bauchweh

Bei Säuglingen und kleinen Kindern sind Bauchkrämpfe häufig. Neugeborene leiden häufig unter den sogenannten Dreimonatskoliken. Sie machen sich in den ersten 3 Monaten nach der Geburt durch Bauchkrämpfe bemerkbar. Ursache kann zu schnelles Trinken, Stress in der Umgebung, Unverträglichkeiten von Milch oder ein noch nicht ausgebildetes Darmimmunsystem sein. Bei Flaschenkindern kann eine zu stark geschüttelte Flaschennahrung in Verbindung mit ungenügendem Aufstoßen und Luftschlucken beim Schreien mitverantwortlich sein. Übertrieben besorgte und übersensible Mütter sollten für ausreichende eigene Entspannung sorgen.

Psychosomatische Deutung

Verkrampfung bei der Einverleibung schwer verdaulicher Kost. Lösung: bewusst das aufnehmen, was sich uns bietet.

Vorbeugende Maßnahmen

Säuglinge, die von Anfang an mit einer Symbioselenkung unterstützt werden, haben weniger Probleme mit der Anpassung ihres Darmimmunsystems. Immunstimulanz aus Mikroorganismen (z. B. Pro-Symbioflor® Tropfen): 3-mal täglich 5 Tropfen über die ersten Wochen geben. Flaschennahrung nur maßvoll umrühren und nicht schütteln. Bei gestillten Kindern sollten sich die Mütter bei folgenden Nahrungsmitteln zurückhalten oder sie ganz meiden: Kohl, Lauch, Brokkoli, Sauerkraut, Zwiebeln, Knoblauch, Hülsenfrüchte, Zitrusfrüchte, Malzbier, frische Gartenkräuter, frisches Steinobst und kohlensäurehaltige Getränke. Weiter kann eine ruhige Atmosphäre beim Stillen helfen. Halten Sie das Kind beim Stillen möglichst senkrecht und lassen Sie es anschließend ausreichend aufstoßen. Bei größeren Kindern wird am besten das weggelassen, was die Blähungen hervorruft. Zusätzlich sollte auf Kaugummis und frische Backwaren verzichtet werden. Ebenfalls hilft viel Bewegung und langsames Essen.

WICHTIG

Liebe Eltern!

Verständigen Sie den Arzt, wenn:
- die Schmerzen länger als 4 Stunden anhalten.
- das Kind immer mehr »abbaut«, apathisch wird.
- sich der Bauch hart anfühlt (wie ein Brett), nicht mehr eindrückbar ist und dabei schmerzt.
- die unten genannten Maßnahmen nichts genützt haben.

Homöopathische Mittel bei Bauchkrämpfen der Kinder

▪ Bauchkrämpfe bei Kindern, auch Nabelkoliken; »überempfindlich«; oft durch Ärger.	Chamomilla C30, 1 Gabe
▪ Pylorospasmus; heftige Krämpfe.	Cuprum C30, 1 Gabe
▪ Bauchkrämpfe, die sich durch Rückwärtsbeugen bessern; wellenförmig; kommen und gehen periodisch.	Belladonna C30, 1 Gabe
▪ Trommelbauch; Kolik; Blähungen; ängstliche Kinder.	Carbo vegetabilis C30, 1 Gabe
▪ Blähungskolik der Kinder nach sauren Speisen.	Allium cepa D6, 1 Gabe, 3-mal täglich

HAUSMITTEL

Weitere unterstützende Maßnahmen

▪ Bei Bauchweh, insbesondere bei den Dreimonatskoliken, sind feuchtwarme Umschläge in Verbindung mit einer zarten Bauchmassage eine gute erste Therapiemaßnahme. Dabei kommt es mehr auf die Zärtlichkeit an als auf eine korrekte Bauchbehandlung.

▪ Man kann kleine Kinder dabei auch hin und her wiegen. Im Hintergrund schöne Musik, eventuell einen kleinen Spaziergang und insbesondere Gelassenheit der Eltern helfen dem Kind. Unruhe verschlimmert in jedem Fall die Beschwerden. Größere Kinder können eine Wärmflasche auf den Bauch bekommen.

▪ Bauchwehkinder reagieren gut, wenn sie umhergetragen werden. Gut ist ein Tragetuch, bei dem man die Hände frei hat und das Kind bei den notwendigen häuslichen Verrichtungen dabeihaben kann.

▪ Fencheltee (lauwarm) im Fläschchen, am besten ohne Zucker.

▪ Windtee (siehe Rezepte S. 184).

▪ Baucheinreibungen mit Kümmelöl in Olivenöl: 10 %ige Lösung = 1 Teil Kümmelöl und 9 Teile Olivenöl. Im Uhrzeigersinn liebevoll und zart einmassieren.

Schule

Probleme in Verbindung mit der Schule sind häufig. Die konstitutionelle Behandlung durch einen Fachmann für Homöopathie ist sehr hilfreich. Situative Störungen können aber durch die homöopathische Selbstbehandlung gut unterstützt werden.

Die Hyperaktivität der Schulkinder wird viel zu häufig unkritisch mit Psychopharmaka behandelt. Hier ist die homöopathische, konstitutionelle Behandlung sehr erfolgversprechend. Eine Selbstbehandlung der Hyperaktivität ist jedoch nicht sinnvoll. Es können aber in leichten Fällen durch die unten angegebenen Strategien enorme Verbesserungen erreicht werden.

Homöopathische Mittel bei situativen Schulproblemen und Teilleistungsschwäche

Rechtschreibschwäche, Schreibfehler, Legasthenie.	Ferrum phosphoricum C30, 1 Gabe, 1-mal pro Woche für ca. 2 Monate
Fehler beim Rechnen, Dyskalkulie.	Rhus toxicodendron C30, 1 Gabe, 1-mal pro Woche für ca. 2 Monate
Schule macht keinen Spaß.	Hypericum C30, 1 Gabe, 1-mal pro Woche für ca. 2 Monate
Schulleistungsschwäche, weil unterfordert.	Lachesis C30, 1 Gabe
Konzentrationsschwäche; hampelt; Kopf leer; zu viel Fernsehen; Schlafstörungen; dusselig, schusselig, verkatert.	Cocculus C30, 1 Gabe
»Brett vorm Kopf«; schusselig.	Cocculus C30, 1 Gabe
Angst vor Prüfungen und Klassenarbeiten mit Denkblockade, obwohl gut vorbereitet, am Abend vor Klassenarbeiten geben.	Gelsemium C30, 1 Gabe
Benommenheit; Denkblockade; Erwartungsangst.	Gelsemium C30 1 Gabe

HAUSMITTEL

Weitere unterstützende Maßnahmen

Wenn die Schule übermäßigen Stress macht.

- Dysto-loges® S Tropfen (homöopathisches Komplexmittel): bei nervösen Störungen jedweder Art 3-mal täglich 10 Tropfen.

Bei Hyperaktivität.

- Zucker, insbesondere zuckerhaltige Getränke, weglassen und stattdessen gutes Trinkwasser geben und viel trinken lassen. Viele Eltern berichten, dass sich auch nach Weglassen von Kuhmilch und Weißmehlprodukten das Verhalten der Kinder entspannt hat.
- Holen Sie sich Unterstützung in Selbsthilfegruppen und beim Fachmann.
- Bewährte Arzneien, über die zum Teil gute wissenschaftliche Untersuchungen vorliegen und die versucht werden können, sind:
- Zappelin® Globuli (homöopathisches Komplexmittel): Erwachsene und Jugendliche 3-mal 5 Globuli, Schulkinder 3-mal 3 Globuli und Kleinkinder 3-mal 2 Kügelchen eine halbe Stunde nach dem Essen langsam im Mund zergehen lassen.
- Magnesium-Mineralstoffpräparat (z. B. Magnesiocard® 5 mmol Pulver): für Schulkinder 1 Beutel in Wasser auflösen.

Service

Im Folgenden unser Service für Sie:
wichtige Adressen für Vergiftungsfälle, sämtliche in den vorderen Kapi-
teln genannten Rezepte sowie eine
Auflistung der Mittel für Ihre homöopathische Hausapotheke.

Rezepte

Manchmal ist es sinnvoll, die homöopathische Selbstbehandlung mit anderen Maßnahmen zu ergänzen, insbesondere dann, wenn man es sich nicht leisten kann, der Gesundung die nötige Zeit zu lassen. Die Rezepte haben sich alle in meiner langjährigen Praxis bewährt und sind in der Anwendung für den informierten und verantwortungsbewussten Laien gut handhabbar.

Rezepte zur äußerlichen Anwendung

Heiße Umschläge

Wichtig. Nicht bei Kindern unter 2 Jahren anwenden.

Heiße Wickel. Heiße Wickel sind sehr wirksam bei Erkältung oder Bauchkrämpfen. Sie sollten so heiß wie möglich angelegt werden (etwa 45° C). Ein Handtuch in heißes Wasser eintauchen und dann auswringen. Sie dürfen nur leicht feucht sein. Vorsicht, damit sich niemand verbrennt. Es muss angenehm sein und darf nicht schmerzen. Das heiße Tuch muss sofort mit einem zweiten Tuch abgedeckt werden, da sich die Hitze sonst zu schnell verflüchtigt. Der Wickel kann erneuert werden und dann insgesamt 30 Minuten wirken. Bei entspannter Lagerung wirkt er am besten.

Wichtig. Bei akuten Entzündungen und Fieber keine heißen Wickel anwenden.

Kartoffelwickel. Frisch gekochte Kartoffeln können sehr heiß sein, deshalb immer vorher am eigenen Unterarm für 15 Sekunden die Temperatur überprüfen, da ernste Verbrennungen möglich sind, wenn man nicht darauf achtet. Eventuell noch ein Handtuch auf die Haut unterlegen. Ein Kartoffelwickel fördert die Durchblutung und stärkt die lokale Abwehr.

- **Kartoffelbrustwickel:** 4–5 größere heiße Pellkartoffeln auf einem Küchenhandtuch verteilen, grob zerquetschen, einschlagen und anschließend mit einem Nudelholz oder Ähnlichem glatt verteilen. Auf die Brust oder den Rücken auflegen. Der Wickel verbleibt mindestens 20 Minuten oder so lange, bis er abgekühlt ist. Vor dem Anlegen Temperatur überprüfen!
- **Kartoffelhalswickel:** 2 mittelgroße heiße Pellkartoffeln auf einem Küchenhandtuch verteilen, grob zerquetschen, einschlagen und anschließend mit einem Nudelholz glatt verteilen. Der Wi-

179

ckel wird eng um den Hals gelegt und verbleibt mindestens 20 Minuten oder bis er abgekühlt ist. Vor dem Anlegen Temperatur überprüfen!

Quarkwickel

- **Magerquarkhalswickel:** Magerquark 1 cm dick auf ein Tuch auftragen und zwischen, zwei Wärmflaschen erwärmen bis die Auflage gut warm ist. Auf den Hals auflegen, kann über Nacht bleiben, am Tag bis zu 3 Stunden oder bis der Quark trocken ist.
- **Heiße Brustwickel mit Quark:** Magerquark 1 cm dick auf Tuch auftragen und im Backofen auf 37 °C erwärmen, um die Brust legen und 1 Stunde wirken lassen. Bis zu 3-mal täglich. Kann auch über Nacht bleiben. Wenn der Quark mit Frischhaltefolie abgedeckt wird, hält er länger frisch.

Salzwasserhalswickel.
Bei Halsweh 1 Esslöffel Salz auf 1 Liter warmes Wasser. Ein Handtuch eintauchen, warm (zwischen 37 °C und 39 °C) auflegen und 2 Stunden belassen.

Brustwickel mit ätherischen Ölen.
Küchenhandtuch in ½ Liter warmem Wasser mit 1 Tropfen Latschenkiefernöl, 1 Tropfen Eukalyptusöl und 1 Tropfen Lavendelöl eintauchen, auswringen und mehrmals täglich auf die Brust für 15 Minuten auflegen.

Schmalzbrustwickel.
Angewärmtes Schweineschmalz dick auf der Brust verteilen und ein Leinentuch (Abtrockenhandtuch) darüberlegen. Anschließend mit einem größeren, weichen Tuch (Handtuch oder Wolltuch) die Brust umwickeln. Auf den Wickel eine heiße Wärmflasche legen und 1 Stunde einwirken lassen. Wärmflasche eventuell erneuern. Kann auch auf dem Rücken gemacht werden. Den Wickel gleichzeitig auf Vorder- und Rückseite zu machen ist technisch etwas schwierig, aber wirkungsvoll.

Schmalzhalswickel.
Angewärmtes Schweineschmalz dick auf ein Leinentuch auftragen und um den Hals legen und mit einem Wollschal umwickeln. Eine heiße Wärmflasche auf dem Schal hält die Temperatur. 1 Stunde einwirken lassen, die Wärmflasche eventuell zwischenzeitlich erneuern.

Zwiebelsäckchen.
Rohe Zwiebel klein schneiden, auf ein Taschentuch verteilen und ein Päckchen daraus wickeln. Das Säckchen auf eine Wärmflasche legen und das kranke Ohr darauflegen. Man kann das Säckchen auch mit einer warmen Zipfelmütze fixieren. Die Packung kann 30–60 Minuten verbleiben.

Schwarzteeauflagen.
Bei wunder, nässender und offener Haut sind Schwarzteeauflagen bewährt. Schwarztee enthält Gerbstoffe und lindert die Hautentzündung. 1 Teelöffel Schwarztee auf 1 Liter Wasser lange ziehen lassen (10 Minuten), auf Zimmertemperatur abkühlen lassen und ein mit dem Schwarztee getränktes Leinentuch auf die betroffenen Hautstellen auflegen, 1 Stunde belassen.

Kalte Umschläge

Für kalte Umschläge eignen sich insbesondere Quark aus dem Kühlschrank oder kaltes Salzwasser. In besonders heftigen Fällen eignen sich auch gefrorene Erbsen, da sie sich optimal an den Körper anpassen oder sogenannte »cold-packs« (aus Gel) von der Apotheke.

Quarkwickel. Mehrmals täglich kühlen Quark (Topfen) auf die entzündeten Stellen auflegen und mit einem Küchenhandtuch abdecken. Einfacher ist es, den Quark mit einer Frischhaltefolie abzudecken. Die Auflage kann tagsüber bis zu 3 Stunden liegen bleiben. Spätestens wenn der Quark trocken ist, wird er entfernt.

Wadenwickel. Wadenwickel werden mit Wasser von etwa 35 °C–36 °C mit feuchten Tüchern gemacht. Eventuell einen Schuss Essig (am besten ist Apfelessig) dazugeben. Auf die Haut kommt ein feuchtes Innentuch aus grobem Leinen (Abtrockenhandtuch). Darüber ein trockenes Zwischentuch aus Baumwolle und außen ein trockenes Außentuch aus Wolle. Die Wickel müssen straff auf der Haut liegen. Eventuell nach einer Stunde wiederholen. Die Wadenwickel 15–30 Minuten liegen lassen. Kein kaltes Wasser nehmen, die Verdunstungskälte soll genutzt werden und ist völlig ausreichend. Bei kaltem Wasser werden die Gefäße verengt und es kann keine Wärme entzogen werden.

Wichtig. Wenn der Patient friert, keine Wadenwickel machen!

Eisabreibungen. In einen alten Joghurtbecher Wasser mit einem Stil einfrieren und mit dem so gewonnenen Eis am Stiel **langsam** das Schmerzgebiet abreiben: mehrmals hintereinander bis zu 5 Minuten lang. Das führt zu einem Zusammenziehen der Gefäße mit anschließender Wiedererwärmung. Dabei wird der Stoffwechsel aktiviert, der Heilungsprozess angestoßen und der Schmerz unterdrückt.

Einreiben von Brust und Rücken bei Bronchitis

Einreibungen sollen die Hautdurchblutung verbessern und so reflektorisch auch die inneren Organe zur vermehrten Durchblutung anregen. Starke ätherische Öle heben die Wirkung der Homöopathie auf. Außerdem sind Einreibungen mit ätherischen Ölen nur bei Erwachsenen und größeren Kindern erlaubt. Sie führen zu vermehrter Schleimsekretion, was bei Säuglingen und Kleinkindern zu ernsten Problemen führen kann, da sie die Schleimmassen noch nicht abhusten können. Der Sekretstau führt dann oft erst zur richtigen bakteriellen Superinfektionen.

Dampfbad/Inhalation

Ein Inhalationsgerät mit Salzlösung oder mit Salz und Kamillentee füllen. Wenn kein Gerät vorhanden ist, heißen Kamillentee mit Salzwasser (1 Esslöffel auf 1 Liter Wasser) in einen Topf mit großer Öffnung füllen. Den Topf auf den Tisch stellen und den Dampf unter einem großen Badetuch einatmen.

Kleine Kinder auf den Schoß nehmen und zusammen unter ein großes Badetuch kriechen, damit nichts mit dem heißen Wasser passieren kann. Größeren Kindern kann man den Topf auf den Boden unter den Tisch stellen und eine Decke über den Tisch hängen. Erfahrungsgemäß macht es den Kindern Spaß und die Gefahr des Verbrühens ist fast ausgeschaltet. Dauer 3–5 Minuten.

Einlauf

Erwachsene 500–800 Milliliter, Kleinkinder 100–300 Milliliter, Säuglinge 50–100 Milliliter körperwarmer Kamillentee oder Wasser.

Bett mit Unterlage abdecken, Irrigator mit Wasser füllen und etwas Wasser ablaufen lassen, um die Luft zu entfernen. Spitze mit Creme einreiben und das Gefäß hochhängen.

Patient auf die linke Seite legen und den Schlauch einführen. Hahn öffnen und Wasser einlaufen lassen. Bei starkem Druck, den Darm sofort entleeren. Wenn kein Druck vorhanden ist, darf das Wasser auch länger im Darm bleiben.

Nach Entleerung kann auch ein weiterer Einlauf gemacht werden.

Nasenspülung

Emser-Salz oder einen gehäuften Teelöffel Meersalz auf 1 Liter Wasser auflösen. (Wenn es bei der Anwendung brennt oder unangenehm ist, war die Konzentration zu hoch oder zu niedrig). Nasenspülkännchen zunächst in das linke Nasenloch einführen. Durch Schräghalten und Vornüberneigen des Kopfes die Flüssigkeit bei geöffnetem Mund durch das andere Nasenloch herausfließen lassen, anschließend auf der rechten Seite wiederholen. Danach die Nase durch leichtes Ein- und Ausatmen trocknen oder die Nase schnäuzen.

Durch die Spülung werden alle Schleimhäute ausgewaschen, dabei werden Schleim, Schmutz, Bakterien und Viren ausgespült.

Wasseranwendungen

Meersalzbad. Vollbad mit 1–3 Kilogramm Meersalz oder gewöhnliches Salz pro Wanne (200 Liter) ergibt eine etwa 2 %ige Lösung. 2-mal pro Woche für 10 Minuten. Anschließend nicht abtrocknen, sondern in ein Badetuch einwickeln und ins Bett legen zum Nachruhen (1–2 Stunden).

Molkebad. 6–8 Esslöffel Molkepulver auf eine Badewanne. Badezeit 15–20 Minuten 2-mal pro Woche. Nach dem Bad nicht abtrocknen, sondern den Film antrocknen lassen und noch einmal 20 Minuten ins Bett legen.

Ölbad. Mit einem Ölbad werden der Haut nötige Feuchtigkeit und Fett zugeführt.

Man mischt 3 Esslöffel Öl (Olivenöl oder Jojoba-Mandel-Öl) mit 3 Esslöffel Sahne und 3 Esslöffel Honig: gut verrühren und ins Badewasser geben. Badezeit 15–30 Minuten 1–2-mal pro Woche.

Wechselduschen. Zur allgemeinen Abhärtung kurz (1–3 Minuten) kräftig heiß duschen, bis sich eine wohlige Wärme bildet, anschließend auf Kalt drehen und herzfern beginnend mit der Handbrause abduschen. In folgender Reihenfolge: rechtes Bein außen, dann innen, linkes Bein, rechter Arm, außen, dann innen, linker Arm, dann Brust, Bauch, Nacken, Gesicht. Eventuell einen zweiten Durchgang machen.

Bürstenmassagen. Unter der Dusche oder als Trockenbürstung. Sie wirken kreislaufanregend. Morgens vor dem offenen Fenster die Haut mit einer Sisalbürste, Saunabürste, einem Luffahandschuh oder Ähnlichem mit kreisenden Bewegungen im Uhrzeigersinn in Richtung Herz bearbeiten, bis eine leichte Hautrötung eintritt (etwa 5 Minuten lang). Beginnend immer herzfern, den Druck herzwärts zunehmend verstärken. In der Reihenfolge: rechter Fuß, Unterschenkel, rechter Oberschenkel – erst außen, dann die Innenseite. Danach entsprechend das linke Bein. Anschließend Gesäß, Oberkörper, rechte Hand, Arm und schließlich linker Arm.

Rezepte zur inneren Anwendung

Trinklösung bei Durchfall (WHO). Zum Volumenersatz, wenn keine apothekenfertige Lösung verfügbar ist. Auf 1 Liter abgekochtes Trinkwasser:
- 3,5 g NaCl (3/4 Teelöffel Tafelsalz)
- 2,5 g Natriumbicarbonat (1 Teelöffel Backpulver)
- 1,5 g Kaliumchlorit (1 Tasse Orangensaft oder 2 Bananen)
- 20 g Glukose (4 Esslöffel Rohrzucker)

Durchfallsud. 20–60 g getrocknete Heidelbeeren mit der 10-fachen Menge Wasser kalt aufsetzen, 10 Minuten kochen und trinken oder ½ Teelöffel Eichenwurzel mit kaltem Wasser aufsetzen, kurz aufkochen und 5 Minuten ziehen lassen.

Rettichsirup. Ausgehöhlten Rettich mit Zucker auffüllen, unten mit Stricknadel durchbohren und in ein Glas stellen. Den sich sammelnden Sirup geben, 3-mal täglich 1 Esslöffel.

Oder in einen ausgehöhlten Rettich über Nacht Honig einfüllen, am nächsten Tag auskratzen.

Zwiebelsirup. 1 gewürfelte Zwiebel mit 2 Eßlöffel Zucker bestreuen. Nach 2 Stunden den Sirup abschütten.

Heiße Zwiebelmilch. 2 große Zwiebeln in ½ Liter heißer Milch 20 Minuten ziehen lassen. Dann die Zwiebeln aussieben, die Milch mit Honig kräftig süßen und trinken lassen.

Hühnersuppe. Inhaltsstoffe von heißer, selbst gekochter Hühnersuppe wirken antibakteriell, erhöhen die Körpertemperatur und lindern Gliederschmerzen.

Ein Suppenhuhn (mit Innereien) in einem Liter kaltem Salzwasser aufsetzen, aufkochen und dann 1 bis 2 Stunden auf der kleinsten Flamme köcheln lassen, etwa 200 g Suppengrün wie Sellerie, Möhren, Lauch oder Zwiebeln, Kräuter nach Belieben und ein größeres Stück Ingwerwurzel nach etwa einer Stunde zufügen. Suppe absieben, Fleisch auslösen und kleinschneiden und über den Tag verteilt trinken.

Teemischungen

Wichtig. Bei allen Tees ist die Mengenangabe in Gramm.

Windteemischung I.
- Fruct. Carvi   50,0   Kümmel
- Fruct. Foeniculi   50,0   Fenchel
- Fruct. Anisi   50,0   Anis
- Fol. Menthae pip.   20,0   Pfefferminze

2 Teelöffel pro Liter Wasser kurz ziehen lassen.

Windteemischung II.
- Matricariae flos conc.
                      30,0 Kamille
- Menthae pip folium conc.
                      15,0 Pfefferminze
- Carvi fructus contusus
                      20,0 Kümmel
- Aurantii pericarpium conc.
                      5,0   Pomeranze

2 Teelöffel Teemischung pro Liter Wasser 1 Minute ziehen lassen. Mehrmals täglich eine Tasse trinken.

Schweißtreibender Kindertee.
- Tiliae flos. conc.   70,0 Lindenblüten
- Spiraeae flos. conc. 10,0 Spierstauden
- Menthae pip. Folium conc.
                       15,0 Pfefferminze
- Aurantii pericarpium conc.
                       5,0   Pomeranze

Oder:
- Flores Sambuci   33,0 Holunderblüten
- Flores Tiliae   33,0 Lindenblüten
- Flores Chamomillae
                       33,0 Kamille

1 Esslöffel auf 250 ml kochendes Wasser 5–10 Minuten ziehen lassen und vor der Schwitzkur eine Tasse heiß trinken lassen.

Erkältungstee für die kalte Jahreszeit.
- Fol. Farfarae   5,0   Huflattich
- Hb. Plantaginis   10,0 Spitzwegerich
- Hb. Equiseti   15,0 Schachtelhalm
- Flor. Primulae   20,0 Primelblüten

1 Teelöffel Mischung pro Tasse, 4 Minuten ziehen lassen.

Entgiftungstee.

- Herba Urticae 20,0 Brennnessel
- Flores Sambuci 20,0 Holunder
- Fructus Foeniculi 20,0 Fenchel
- Herba Millefolii 20,0 Schafgarbe

1 Esslöffel pro Liter 1 Minute ziehen lassen.

Reizhusten-Teemischung.

- Lichen islandicus
  30,0 Isländisches Moos
- Malve folium 30,0 Malve
- Tiliae flos. 30,0 Lindenblüten
- Verbasci flos. 5,0 Königskerze
- Anisi fructus 5,0 Anis

1 Esslöffel pro Liter Wasser aufkochen. 1–2 Minuten (nicht länger) ziehen lassen und über den Tag verteilt trinken.

Reizblasentee.

- Hopfen 10,0
- Johanniskraut 10,0
- Buccoblätter 10,0
- Melissenblätter 10,0
- Hagenbuttenschalen 60,0

1 Teelöffel Kraut pro Liter, nicht zu lange ziehen lassen (1 Minute reicht). Der Tee schmeckt dann nicht so bitter und es können größere Mengen getrunken werden.

Harnblasentee zur Desinfektion.

- Hb. Centaurii
  15,0 Tausendgüldenkraut
- Fol. Uvae ursi 70,0 Bärentraube
- Fruct. Carvi 15,0 Kümmel

1 Esslöffel auf 1 Tasse Wasser kalt ausziehen und 4 Stunden ziehen lassen. 3–4 Tassen täglich angewärmt trinken.

Blasentee.

- Ringelblume 10,0
- Schafgarbe 10,0
- Goldrutenkraut 10,0
- Schachtelhalm 10,0

1 Teelöffel Kraut pro Liter, nicht zu lange ziehen lassen (1 Minute reicht).

Hustensaft

- Succus Liquiritae 10,0
- Tinctura Aurantii 2,0
- Liquor Ammonii anisatus 5,0
- Sirupus simplex ad 100,0

Vom Sirup 3-mal täglich einen Esslöffel nehmen.

Cocktail zur Wehenförderung

- 250 ml Aprikosensaft
- 2 Esslöffel Mandelmus
- 2 Esslöffel Rhizinusöl
- 2 Topfen Eisenkrautöl

Auf 500 ml auffüllen mit Sekt und/oder Mineralwasser.

Potenziertes Eigenblut (Eigenblutnosode)

Blut enthält bei Auftreten einer Erkrankung alle Krankheitserreger und Botenstoffe – im Wesentlichen also Information.

Außerhalb der Gefäße löst Blut eine immunologische Auseinandersetzung aus. Die Abwehrkräfte werden mobilisiert, um Heilung zu bewirken. Diesen Effekt nutzt man für die Therapie. In jedem Fall wird ein guter Einfluss auf das Allgemeinbefinden erreicht.

Zur Herstellung von potenziertem Eigenblut benötigt man:
- 100 ml 36%iges Äthanol (Trinkalkohol aus der Apotheke)
- einige (ca. 4 Stück) 10-ml-Fläschchen mit Tropfer

Zur Herstellung gibt man in das erste Fläschchen 99 Tropfen Alkohol und einen Tropfen Blut aus der Fingerbeere des Patienten. Anschließend wird das Fläschchen verschlossen und gut 10-mal kräftig verschüttelt. Das Endprodukt wird als C1 bezeichnet. Jeweils ein Tropfen von dieser Mischung, mit 99 Tropfen 36%igem Äthanol verschüttelt, ergibt die C2 usw. bis zur C5.

Von diesem Fläschchen werden 4 Wochen lang 3-mal in der Woche morgens 5 Tropfen nüchtern eingenommen. Die ganze Kur dauert 4 Monate, indem im 2. Monat die C7 2-mal pro Woche, im 3. Monat die C9 2-mal pro Woche und im letzten Monat die C12 1-mal pro Woche eingenommen wird.

Herstellung:
1 Tropfen Blut mit 99 Tropfen Alkohol, 10-mal schütteln ergibt   C1

1 Tropfen C1 mit 99 Tropfen Alkohol, 10-mal schütteln ergibt   C2

1 Tropfen C2 mit 99 Tropfen Alkohol, 10-mal schütteln ergibt   C3

1 Tropfen C3 mit 99 Tropfen Alkohol, 10-mal schütteln ergibt   C4

1 Tropfen C4 mit 99 Tropfen Alkohol, 10-mal schütteln ergibt   C5

C5: 4 Wochen lang 3-mal pro Woche 5 Tropfen morgens nüchtern einnehmen. Die Fläschchen C1 bis C3 werden ausgeleert, ausgewaschen und können für die weitere Potenzierung beim selben Patienten weiterverwendet werden. Vor Einnahme der C5 wird vorsichtshalber schon die C6 hergestellt und die C4 noch aufgehoben, damit, wenn das verwendete Fläschchen C5 mal runterfallen sollte, die Therapie nicht gefährdet ist.

1 Tropfen C5 mit 99 Tropfen Alkohol, 10-mal schütteln ergibt   C6

1 Tropfen C6 mit 99 Tropfen Alkohol, 10-mal schütteln ergibt   C7

C7: 4 Wochen lang 2-mal pro Woche 5 Tropfen morgens nüchtern einnehmen.
1 Tropfen C7 mit 99 Tropfen Alkohol, 10-mal schütteln ergibt   C8

1 Tropfen C8 mit 99 Tropfen Alkohol, 10-mal schütteln ergibt   C9

C9: 4 Wochen lang 2-mal pro Woche 5 Tropfen morgens nüchtern einnehmen.
1 Tropfen C9 mit 99 Tropfen Alkohol, 10-mal schütteln ergibt   C10

1 Tropfen C10 mit 99 Tropfen Alkohol, 10-mal schütteln ergibt   C11

1 Tropfen C11 mit 99 Tropfen Alkohol, 10-mal schütteln ergibt   C12

C12: 4 Wochen lang 1-mal pro Woche 5 Tropfen morgens nüchtern einnehmen.
Potenzen, die nicht mehr benötigt werden, werden ausgeleert und erneut für die Potenzierung beim selben Patienten verwendet.

Hausapotheke

Folgende homöopathische Hausmittel in der angegebenen Dosierung sollten Sie in Ihrer Hausapotheke haben.

1. Aconitum napellus C30
2. Allium cepa D6
3. Apis mellifica C30
4. Arnica montana C30
5. Arsenicum album C30
6. Belladonna C30
7. Cantharis C30
8. Carbo vegetabilis C30
9. Chamomilla C30
10. Cocculus C30
11. Dulcamara C30
12. Eupathorium perfoliatum C30
13. Ferrum phosphoricum D12, C30
14. Gelsemium C30
15. Hypericum C30
16. Lachesis C30
17. Nux vomica C30
18. Rhus toxicodendron C30
19. Staphisagria D12, C30
20. Veratrum album C30

Die Hausapotheke kann Ihnen jede Apotheke zusammenstellen oder direkt bezogen werden bei: Apotheke am alten Bahnhof, Bodenseestraße 30, 88131 Lindau, Tel.: (0 83 82) 27 53 13

187

Informationszentren für Vergiftungsfälle

In folgenden Krankenanstalten und Kliniken bestehen offizielle Informationszentren für Vergiftungsfälle. Diese Zentren geben Tag und Nacht telefonisch Auskunft. Ihnen liegen Informationen über toxische Stoffe vor, die in Haushalts-, Pflanzenschutz- und Schädlingsbekämpfungsmitteln enthalten sind.

Informationszentren für Vergiftungsfälle.
Mit 24-Stunden-Dienst für die Bundesrepublik Deutschland – aus ROTE LISTE®
August 2010:

13437 Berlin
Beratungsstelle für Vergiftungserscheinungen
Oranienburger Str. 285
Tel.: (0 30) 1 92 40
Fax: (0 30) 3 06 86-7 21
E-Mail: mail@giftnotruf.de
Internet: www.giftnotruf.de

37075 Göttingen
Giftinformationszentrum Nord der Länder
Bremen, Hamburg, Niedersachsen und
Schleswig-Holstein (GIZ-Nord)
Universitätsmedizin Göttingen -
Georg-August-Universität Göttingen
Robert-Koch-Straße 40
Tel.: (05 51) 3 83 18-0
Fax: (05 51) 3 83 18-81
E-Mail: giznord@giz-nord.de
Internet: www.giz-nord.de

53113 Bonn
Informationszentrale gegen Vergiftungen
des Landes NRW
Zentrum für Kinderheilkunde des Universitätsklinikums Bonn
Adenauerallee 119
Tel.: (02 28) 2 87-3 32 11
(02 28) 1 92 40
Fax: (02 28) 2 87-3 32 78
(02 28) 2 87-3 33 14
E-Mail: gizbn@ukb.uni-bonn.de
Internet: www.giftzentrale-bonn.de
www.meb.uni-bonn.de/giftzentrale

55131 Mainz
Giftinformationszentrum (GIZ) der Länder
Rheinland-Pfalz und Hessen
Klinische Toxikologie
Langenbeckstraße 1
Tel.: Notruf: (0 61 31) 1 92 40
Infoline: (0 61 31) 23 24 66
Fax: (0 61 31) 23 24 69
(0 61 31) 28 05 56
E-Mail: mail@giftinfo.uni-mainz.de
Internet: www.giftinfo.uni-mainz.de

66421 Homburg/Saar
Informations- und Behandlungszentrum
für Vergiftungen des Saarlandes
Med. Fakultät der Universität des Saarlan-
des, Klinik für Kinder- und Jugendmedizin
Kirrbergerstraße
Tel.: (0 68 41) 1 92 40
Fax: (0 68 41) 1 62 84 38
E-Mail:
giftberatung@uniklinikum-saarland.de
Internet: www.uniklinikum-saarland.de/
giftzentrale

79106 Freiburg
Zentrum für Kinder- und Jugendmedizin
Vergiftungs-Informations-Zentrale
Mathildenstraße 1
Tel.: (07 61) 1 92 40
Fax: (07 61) 2 70 44 57
E-Mail: giftinfo@uniklinik-freiburg.de
Internet: www.giftberatung.de

81675 München
Giftnotruf München
(Toxikologische Abteilung der II. Medizi-
nischen Klinik rechts der Isar der TU)
Ismaninger Straße 22
Tel.: (0 89) 1 92 40
Fax: (0 89) 41 40-24 67
E-Mail: tox@lrz.tum.de
Internet: www.toxinfo.org

90419 Nürnberg
Medizinische Klinik 2
Klinikum Nürnberg
Lehrstuhl Innere Medizin - Geriatrie
Prof.-Ernst-Nathan-Straße 1
Giftnotruf: (09 11) 3 98 24 51
Fax: (09 11) 3 98 21 92
E-Mail: hans-juergen.heppner@
klinikum-nuernberg.de

99089 Erfurt
Giftnotruf Erfurt
Gemeinsames Giftinformationszentrum
der Länder Mecklenburg-Vorpommern,
Sachsen, Sachsen-Anhalt und Thüringen
c/o HELIOS Klinikum Erfurt
Nordhäuser Straße 74
Tel.: (03 61) 73 07 30
Fax: (03 61) 7 30 73 17
E-Mail: ggiz@ggiz-erfurt.de
Internet: www.ggiz-erfurt.de

Wichtige Angaben.
Zur Meldung sind wichtig:
- **Wer** hat sich vergiftet? (Alters- und
  Gewichtsangabe)
- **Womit?** (Was wurde genommen?)
- **Wann** kam es zur Vergiftung? (genaue
  Uhrzeit)
- **Wie** und **wie viel?** (maximale Einnahme)
- **Warum?** (Unfall, Suizid, Fremdgabe)
- **Welche** Vergiftungserscheinungen
  treten auf? (Wie geht es dem Kind?)
- **Was** wurde bereits unternommen?
- **Welche** Begleiterkrankungen liegen
  vor?

Wichtig. Eigene Telefonnummer für Rück-
fragen angeben!

Register

Hinweis: bei den gefetteten Einträgen handelt es sich um Notfälle, bei den eingefärbten um Rezepte.